Viva Chayah

Juntos Somos Mais Fortes

Terceira Edição

Prefácio

O que é Chayah?

O título desse livro não foi escolhido ao acaso. Ele tem um propósito, ele foi manifestado em meu coração enquanto estava assistindo uma aula no Seminário Teológico Carisma de uma matéria chamada Prosperidade Bíblica ministrada pelo meu querido amigo Jayson Cunha.

Já estava trabalhando na terceira edição do livro e Deus se manifesta nos pequenos detalhes me fazendo modificar uma boa parte do conteúdo. Como é importante estarmos atentos a essa conversa com Ele, pois é aí que a vontade Dele se manifesta e nos permitimos fluir nela.

Nada mais justo do que convidar para escrever o prefácio, quem foi usado para transmitir o conceito de Chayah para a minha vida. Então, Jayson, por favor, vem contar o que é Chayah para cada pessoa que ler esse livro.

Com você agora, pastor **Jayson Cunha**:

"Fico honrado com o convite de prefaciar "Viva Chayah" escrito pela minha amiga Carolina Andrade. Um livro incrível e de leitura muito agradável. A cada capítulo podemos encontrar uma verdade descrita através de textos bíblicos, testemunhos pessoais e exercícios práticos. Uma obra realmente essencial para os dias de hoje.

O tema desse livro, como a própria Carolina disse, nasceu em uma de nossas aulas no Seminário Teológico Carisma onde tenho a honra de ser um dos professores. Nessa aula entitulada Prosperidade Bíblica falamos sobre a verdadeira prosperidade que vai muito alem do dinheiro. Uma riqueza que muitos homens "milionários" não possuem. A Bíblia nos apresenta alguns conceitos sobre prosperidade dentre eles Chayah.

Para entendermos o significado dessa palavra precisamos buscá-la na sua origem. Chayah é uma transliteração do hebraico que significa:

**VIDA LONGA,
VIVER,
TER VIDA,
PERMANECER VIVO,
VIVER PRÓSPERO,
SER RESTAURADO À VIDA OU À SAÚDE.**

Vemos o conceito dessa palavra no Livro de 1 Samuel 10:24:

"E Samuel disse a todos: "Vocês vêem o homem que o Senhor escolheu? Não há ninguém como ele entre todo o povo". Então todos gritaram: "Viva o rei! "

Tenho certeza que você já assistiu a um filme medieval onde o povo grita para o seu rei: "Vida longa ao rei". Esse termo se refere exatamente a Chayah, ou seja, o desejo do povo para que seu rei viva por muitos anos, não apenas viva, mas tenha uma vida saudável e plena.

Esse deve ser também nosso anseio, vivermos por muitos anos com saúde física , mental e espiritual. Para isso se faz necessário entender que somos seres tricotômicos, ou seja, somos espírito, temos uma alma e habitamos em um corpo. Assim nosso grande desafio é mantermos esses "3 corpos" bem alimentados e saudáveis.

Através desse livro eu tenho certeza que você poderá alcançar seu objetivo, com foco e disciplina, respeitando e amando a si mesmo (a) você alcancará CHAYAH, uma vida longa e próspera.

Que esse livro seja para você tao incrível quanto foi para mim.

Boa leitura!"

ÍNDICE

Capítulo 1

Lugares improváveis, vamos começar assim?

"Sou feita de retalhos. Pedacinhos coloridos de cada vida que passa pela minha que vou costurando na alma."

Cora Coralina

Quando falamos de lugares improváveis, de situações improváveis, estamos falando de algo novo, de algo que não planejamos, não organizamos e sequer pensamos em fazer ou viver.

Em lugares improváveis Deus faz coisas incomuns. Se você está lendo esse livro agora, quero te dizer que Deus te trouxe até aqui por que Ele quer fazer algo novo e relevante para sua história e trajetória.

Quando falo de um lugar que você nunca esteve, estou falando em sair da zona de conforto, para que você possa mergulhar em direção ao desconhecido, a uma outra realidade que nunca acessou, e a partir de agora o despertar da sua consciência vai começar.

Muitas pessoas tem medo do novo, tem dificuldade de viver uma nova realidade, pois quando vemos algo diferente nos assustamos em um primeiro momento, pois acessamos a nossa vulnerabilidade. Mas quero te dizer que isso não é ruim, pelo contrário, por que quanto mais vulnerável estou diante de uma circunstância, mais vou ter que trabalhar a minha fé, pois aquilo que está a minha frente é novo, eu nunca vivi, eu nunca fiz. Mas Deus sabe de tudo e esse cenário já está preparado para você, para que você possa acessar rumo a uma nova dimensão.

Temos que analisar ao nosso redor quando queremos fazer um processo de mudança, pois vamos precisar fazer uma auto análise profunda para mapear a situação que estamos vivendo agora e traçar a estratégia para uma mudança acontecer.

Aqui nesse livro vou compartilhar com você a caminhada que percorri até aqui, os desafios que enfrentei e ainda enfrento e os próximos passos a serem traçados para que a mudança de vida para um estilo de vida mais saudável continue acontecendo na minha vida e que possa acontecer na sua vida também.

Pois Deus, através dessa leitura, vai manifestar o seu propósito. Ele vai além das nossas expectativas. Ele nos leva a situações que nunca imaginamos pois Ele já sabe que você colherá as bençãos dele como o resultado final desse processo.

Uma das reflexões que precisamos fazer é analisarmos o grupo social que estamos inseridos pois se fizermos parte de um grupo onde a comunicação é doente, este grupo com o tempo nos fará adoecer e se convivermos em um grupo saudável, vamos aprender que novos modelos nos levarão ao processo de cura. Pois tudo está interligado, é vibração, onde o grupo opera em mim e eu opero no grupo.

Este livro tem como propósito, construirmos um grupo saudável, com apoio, renovação de autoestima, fortalecimento da nossa Fé, para refazermos a nossa percepção e conduta pois temos a capacidade de juntos formarmos o grupo e o grupo tem a capacidade de nos formar.

E aos poucos essa troca vai fazendo com que a gente se torne uma pessoa mais humana, mais completa. E acredito que é dessa forma que a vida se faz: pedaços de outras pessoas que vão se tornando parte da gente também. E o melhor de tudo isso é que nunca estaremos prontos, finalizados, por que sempre existirá um retalho novo para adicionarmos na alma.

Se você continuar fazendo as mesmas coisas todos os dias não colherá resultados novos.

Deus quer colocar a nossa Fé em ação, nos mover nessa Fé e para isso Ele nos traz desafios para que possamos viver em outras realidades.

Imagina você estando em um lugar onde nunca esteve, com pessoas que nunca conversou, que você sequer imaginou um dia que estaria ali, em um primeiro momento isso gera um constrangimento, gera timidez, mas Deus é poderoso para fazer muito mais do que nós pensamos ou sentimos. Ele está fazendo isso comigo e tenho certeza que vai fazer com você também!

O projeto Juntos Somos Mais Fortes é um dos meus maiores desafios que Deus vem me propondo nos últimos anos, onde eu tenho que sair completamente da minha zona de conforto, me expor, para que a minha vida sirva de instrumento do mover de Deus na vida de outras pessoas...e posso te dizer que não é fácil, que já pensei em desistir diversas vezes, mas coloco em oração e peço a Deus enquanto Ele tiver esse propósito na minha vida que ele faça o meu coração pulsar por esse projeto...e posso te dizer que para mim, muitas vezes não é confortável, por que estar em lugares improváveis não é nada confortável no começo, mas quando você confia no que Deus tem para você e mergulha no processo, ele vai se tornando mais confortável...e agora estou aqui escrevendo a terceira edição do livro para você, por que eu decidi colocar a minha vida no comando Dele e Ele tem guiado os meus passos até aqui!

Você pode estar aqui agora lendo esse livro e estar se sentindo desconfortável por conta de alguma situação que está vivendo com relação a busca de um estilo de vida mais saudável, mas quero te dizer que Deus está agindo aqui em cada palavra escrita e que ao finalizar esse livro você sairá confortável diante dessa mesma situação, por que Deus está lutando por você.

É no hoje, é no agora, é aqui, temos que crer, temos que confiar! Receba isso, em lugares improváveis Deus faz coisas incomuns, e aqui Ele está agindo agora! Ele vai te proporcionar um novo tão extraordinário na sua vida que você vai testemunhar isso para Honra e Glória Dele.

A sua Fé vai te mover para o novo de Deus!

"Vá, pois, agora; eu o envio ao faraó para tirar do Egito o meu povo, os israelitas".
Moisés, porém, respondeu a Deus: "Quem sou eu para apresentar-me ao faraó e tirar os israelitas do Egito? "

Êxodo 3:10-11

Então só tenho a agradecer a cada um de vocês que fazem parte da minha vida de uma maneira direta ou indiretamente e que me permitem engrandecer a minha trajetória com os retalhos que foram deixados em mim. Que através desse livro eu possa deixar pedacinhos de mim pelos caminhos e que eles possam fazer parte da sua história de mudança de vida também.

Então antes de mais nada quero começar com uma oração, vamos juntos?

"Senhor Deus, muito obrigada por esse tempo junto de sua presença,
Obrigada por me capacitar através das pessoas que servem de instrumento para me alimentar da sua Palavra, para que eu possa ter idéias, vigor, recursos e instrumentos para trabalhar nesse projeto e alcançar quem precisa ser tocado(a) pelo seu poder de cura, em todas as áreas da vida que precisam ser trabalhadas,
Que o Senhor continue agindo a minha frente, colocando os pisos onde preciso andar na caminhada do Juntos Somos Mais Fortes, pois sigo o projeto diante de suas orientações!

Eu te agradeço Jesus, e esse projeto só existe para toda a sua honra e Glória!

Amém!"

Capítulo 2
O desejo de mudança

Sim, estou muito acima do meu peso. Eu sei, e quero mudar. Mas me sinto perdida, não sei por onde começar...

Acho que você que está lendo esse livro agora já se deparou com essa frase pairando na sua mente muitas vezes...Em como é difícil dar o primeiro passo, admitir e enfrentar que precisa fazer algo por você mesmo, mas aí você pensa....minha vida é tão corrida, passo a maior parte do meu tempo no trânsito, no trabalho, chego tão cansado(a) em casa que não tenho como implementar uma mudança de estilo de vida na minha vida agora...

Confesso a você que esse foi o meu pensamento durante muitos anos...para ser mais específica, praticamente durante os últimos 20 anos.

Mas tenho uma boa notícia para você: É possível fazer essa mudança de vida acontecer...basta querer...se estiver disposto(a) continue lendo o livro que você vai ver...

Impossível não começar o livro contando sobre a minha trajetória para você entender o processo...

No período que estive acima do peso, a luta contra a balança sempre foi uma constante na minha vida, tentei muitas dietas, tomei remédio para emagrecer...tudo paliativo. Sim, eu emagrecia, mas depois recuperava rapidamente o peso, aumentando cada vez que ia para a balança praticamente.

O que eu fazia para não lidar com essa frustração? Focava em outros setores da minha vida e deixava de lado o cuidado com essa "pasta do arquivo" dando a desculpa que não tinha tempo.

Morava em uma Metrópole chamada São Paulo, onde a vida realmente é uma correria, gastamos muitas horas no trânsito, passava muito tempo dentro de um escritório sentada em frente a um computador trabalhando como advogada tributária e quando chegava em casa estava realmente exausta para me dar "o luxo" de praticar uma atividade física e ainda por cima descontava todas as minhas frustrações, meus momentos de stress, na comida...sim por que o ato de comer proporciona muito prazer...posso dizer até que sempre considerei o ato de comer o melhor momento do meu dia, onde eu esquecia todas as preocupações do dia a dia e tinha o meu tempo de relaxar...

Com o tempo ganhei muito peso e os problemas de saúde começaram a aparecer...desenvolvi gordura no fígado, conhecido na medicina como esteatose hepática, mas confesso que não dava muita atenção para isso...a minha vida estava no piloto automático e não me dava conta disso, na verdade, não queria encarar essa realidade.

Em 2014 sofri um sequestro relâmpago...esse episódio mudou completamente a minha vida...prometi para mim mesma que se eu saísse viva desse sequestro eu mudaria a minha vida...e foi exatamente o que eu fiz...

Resolvi mudar para os Estados Unidos com minha família em busca de segurança pois minha irmã já morava nos EUA. E precisei fazer essa mudança radical na minha vida, sair da minha zona de conforto para que a mágica pudesse acontecer. Todo mundo imagina que morando nos EUA você só vai comer "junk food", que você vai engordar e não pode ter um estilo de vida saudável por aqui...e vou dizer para você que essa propaganda é totalmente enganosa...o mais importante é como está a sua forma de pensar, pois, se fizer escolhas saudáveis, você encontra de tudo por aqui; se quiser comer besteira, aqui também é o paraíso...basta saber qual escolha você vai querer fazer e qual caminho você decidirá percorrer.

No começo da minha vida aqui nos EUA eu comecei a emagrecer, pois na cidade onde moro a maioria dos prédios são baixos e não tem elevadores, então você precisa subir e descer escadas, andar até a área de lazer do seu condomínio, os estacionamentos dos shoppings são amplos...você percebe que na rotina do dia a dia você passa a se exercitar um pouco mais...mas isso ainda não era nada perto do que eu precisava fazer para realmente mudar...

Para acessar o seu poder você precisa estimular um equilíbrio entre três pilares (que chamo carinhosamente de 3 A's):

Auto-conhecimento/Auto-cuidado (cuidado da Alma) + Alimentação saudável + Atividade física

Quando não praticamos esses pilares em nossa vida de maneira constante nos frustramos por não atingirmos os nossos objetivos e muitas vezes acabamos tentando encontrar respostas no mundo exterior para justificar os nossos pontos de fracassos.

Então quando assumimos a responsabilidade pelos nossos resultados, passamos a acreditar em nosso potencial e a praticar o pensamento positivo e assim vamos desenvolvendo sentimentos impulsionadores que nos levam a praticar comportamentos adequados aos resultados desejados.

Para praticar esses pilares a primeira coisa que precisamos nos propor a fazer é abandonar o hábito de nos compararmos com outras pessoas, diminuindo assim o volume da nossa voz interior onde muitas vezes é crítica e depreciativa. Vamos começar a colocar em prática a construção de diálogos construtivos e positivos com você mesma, com palavras de amor próprio e procurando diminuir a autocrítica considerando as suas limitações como ponto de partida para mudanças, visando se aperfeiçoar e evoluir.

Que tal dedicar uns minutos agora e montar um painel da sua vida avaliando o que te ajuda e o que te prejudica, conferindo se as suas atitudes e comportamentos condizem com os objetivos que você deseja alcançar e se estão relacionados com as mudanças que você deseja fazer em sua vida.

Neste processo de mudança de padrão de comportamento é de fundamental importância aprendermos a programar o nosso subconsciente para trabalharmos naquilo que queremos alcançar. Pare de focar naquilo que você não gosta pois esse tipo de comportamento contamina. Tenha em mente que sua energia será concentrada onde você deposita mais atenção.

Você é capaz de descobrir seus potenciais e buscar uma forma de explorá-los pois seus dons e habilidades individuais são o que te fazem única (o).

É de fundamental importância o planejamento para a mudança de padrão e pensamento acontecer de forma objetiva. As pessoas que não planejam uma estratégia para fazerem uma mudança de padrão de comportamento muitas vezes sabem o que não querem mais para a sua vida, porém não sabem o que querem, onde querem chegar, o que querem alcançar e então dessa maneira vai levando a vida, sem rumo, sem direção, sem foco e sem perspectiva para de fato fazer a mudança.

Então se temos um objetivo de fazermos a mudança de padrão de comportamento acontecer, vamos planejar as nossas metas, definir o percurso a ser trilhado, estabelecer as ações a serem tomadas e agirmos em busca daquilo que desejamos para as nossas vidas com autoconfiança, determinação e persistência. Para colocar isso em prática, pegue um papel e escreva seus objetivos, com prazos estabelecidos, com o passo a passo de como irá fazer, estabeleça um orçamento financeiro se necessário, estabeleça a lista de pessoas que podem te ajudar a alcançar os objetivos e qual a importância de cada meta para você atingir a realização de seu objetivo.

Aqui vale citar um trecho do livro Você é insubstituível, de Augusto Cury: *"Sem sonhos, a vida não tem brilho. Sem metas, os sonhos não tem alicerces. Sem prioridades, os sonhos não se tornam reais. Sonhe, trace metas, estabeleça prioridades e corra riscos para executar seus sonhos. Melhor é errar por tentar do que errar por se omitir! Não tenha medo dos tropeços da jornada."*

Quando nos responsabilizamos pela nossa vida, somos livres para fazermos nossas escolhas, traçar um plano de ação para estabelecermos onde queremos chegar tendo em mente que tudo na vida é um aprendizado e que podemos evoluir de maneira contínua quando fazemos pausas e refletimos sobre o que cada situação, cada momento, cada fato nos traz como experiência e conhecimento.

Quando vivemos o papel de protagonista da nossa própria história estamos conscientes e convictos de que as escolhas determinarão os resultados nas nossas vidas. Onde estamos hoje é o resultado das escolhas que fizemos durante toda a nossa trajetória, com base nas experiências que vivemos. Onde você estará daqui dez anos vai depender das escolhas que fizer hoje e daqui para frente.

Acredite no poder da escolha pois a nossa vida se baseia nas escolhas que fazemos e que hoje somos o resultado dessas escolhas. Se você parar para analisar temos o poder nas nossas mãos e muitas vezes acabamos colocando o poder nas mãos de outras pessoas que estão em nossas vidas, em situações, na vida. E é dessa forma que nos colocamos na posição de vítima, pois acabamos contando histórias para nós mesmos que acabam nos limitando, paralisando e nos colocando em uma zona de conforto, por que é claro que é mais fácil e cômodo ficarmos na nossa zona de conforto...mas vou te dizer meu querido(a) leitor(a) que um processo de transformação, de mudança de vida não acontece quando estamos vivendo na nossa zona de conforto..então para a mudança de fato acontecer, temos que ter iniciativa e agir, enfrentando os desafios, superando os obstáculos, encarando de frente os nossos medos e inseguranças e tomando para si a responsabilidade, acreditando que tudo depende de nós para concretizarmos os nossos planos de vida. E posso te garantir que, quando isso acontece, temos resultados extraordinários.

Cada ser humano vive a sua própria história, e essa história é única, onde o protagonista é você!

Quando você se permite viver em um ambiente improvável o milagre de Deus começa a acontecer e aos poucos você vai percebendo o processo de transformação.

Então se você está aqui por que busca ferramentas para começar a prática de um estilo de vida mais saudável, quero te dizer: não tenha medo, não fique preocupada (o). Deus tem um milagre grandioso para fazer na sua vida, pois Ele escolhe o cenário, Ele prepara o terreno e começa a te mover...então meu convite para você é: PERMITA-SE, deixe o Senhor te mover, esse é um tempo novo, o que faremos aqui é uma estratégia nova para você. Agora nesse processo Deus precisa desconstruir alguns conceitos pré-concebidos que estão enraizados em você para trazer o extraordinário para sua vida.

Vai ser preciso você dar passos maiores de fé, deixe Deus desconstruir para edificar algo novo na sua vida . As vezes Deus precisa colocar seu rosto no pó, para que você possa se levantar de maneira diferente. Pois não é sobre você se ajoelhar, mas sim como você se levanta. Ele fez isso na minha vida e foi edificante. Você vai conferir esse processo aqui no livro.

Depois de se ajoelhar o Espírito de Deus move, altera e faz você levantar e o importante é como você vai se levantar depois desse tempo com Deus. Então meu convite aqui é, deixe o Senhor te conduzir para essa realidade. Mas para isso já quero te esclarecer que você vai precisar exercitar a sua Fé e também agir.

Há um poder de vida dentro de você e esse poder de vida vai te mover sem medo para o que Deus tem, não baseado em sua força e capacidade, mas sim no mover de Deus.

Capítulo 3

A Preguiça

Agora quero conversar com você sobre o tema: PREGUIÇA.

Não tem como eu apresentar o Juntos Somos Mais Fortes sem antes de mais nada, abordar esse tema e vir aqui com o intuito de despertar a sua consciência...

Tudo o que vou abordar aqui foi baseado em um culto realizado na igreja Lagoinha Orlando pela pastora Renata Xavier, que é uma das minhas mentoras no Seminário Carisma e achei tão relevante esse tema para trazer aqui que decidi estudá-lo, me dedicar nas anotações para compartilhar pontos relevantes com você e despertar a sua consciência para a importância da prática do auto-cuidado e do caminhar com Deus nesse processo...

Você sabia que a Preguiça é um pecado, um dos 7 pecados considerados capitais?

Mas o que são os pecados capitais?

Os sete pecados capitais são os principais erros ou vícios que dão origem às diversas ações pecaminosas cometidas pelas pessoas. Em outras palavras, pode-se dizer que eles são a raiz dos pecados, os "líderes" das más ações e dos maus pensamentos.

O termo "capital" tem origem na palavra latina caput, que significa "cabeça", "parte superior".

Os sete pecados são a soberba, a avareza, a inveja, a ira, a luxúria, a gula e a preguiça.

E aqui vamos dar ênfase apenas ao pecado da preguiça.

E por que quis trazer esse tema? Pois preciso despertar sua consciência em atitudes que você (e eu) praticamos no nosso dia a dia, muitas vezes de forma reiterada sem sequer nos darmos conta que essas atitudes podem estar nos prejudicando demais.

A pastora Renata começa explicando que a casa de seu pai é na base de um morro e que lá tem um poço de água . E que em uma visita a seu pai, ele a convida para ir molhar as plantas, mas que para isso precisariam ir até o poço para pegar a água e explica para ela que precisa retirar a água do poço todos os dias, pois se não usar a água do poço, ela seca...e que quando usa a água do poço acaba incentivando a produção de mais água.

Vamos começar com essa reflexão...se você não usa o que você tem, não é capaz de multiplicar aquilo que você já tem e pode acabar perdendo essa qualidade...então, não deixe para amanhã aquilo que precisa ser feito hoje pois você pode correr o risco de amanhã, encontrar o poço seco.

Aqui quero fazer um contra-ponto e explicar a importância da criação dos pilares do Juntos Somos Mais Fortes, que chamo carinhosamente de 3 A's:
- Alimentação saudável;
- Atividade física;
- Arte-terapia/Auto-cuidado.

Conforme tenho me aprofundado no estudo da Bíblia, através do Seminário Teológico Carisma, nós somos um ser criado a imagem e semelhança de Deus e somos um ser tríade, composto de corpo, mente e espirito.

Em nossa nossa vida, precisamos cuidar de todas essas partes do nosso ser, de maneira conjunta, pois se damos atenção mais a uma parte, outra pode ser prejudicada e não vivemos em nossa plenitude.

Mas para que isso seja feito, precisamos de 3 ingredientes: de tempo, dedicação e constância, seja na área que for em nossa vida.

Então vamos lá, aplicar esses 3 ingredientes nos dias de hoje é bem desafiador pois a nossa geração é a mais imediatista que já existiu, tudo tem que acontecer muito rápido, muito frenético, é a geração microondas, a geração da comida no drive thru.

E então vemos que estamos sendo moldados nesse comportamento frenético, tudo tem que ser fácil, tudo tem que ser rápido...não temos mais paciência para esperar os 2 minutos do microondas, as vezes apertamos a tecla dos 30 segundos para ver se vai mais rápido mas ai não é suficiente e você coloca mais 30 segundos...e isso te traz um senso de que as coisas estão acontecendo rápido...

Mas o que esse tipo de comportamento acaba causando?

Esse comportamento acaba formando uma geração preguiçosa, que não entende sobre etapas de um processo, não entende a importância da busca, a importância da espera para ver o resultado, a importância do esforço...

Por que a praticidade tem camuflado a preguiça na nossa vida.

A vida que Deus propõe para nós, a vida em abundância, não tem nada a ver com ciclos de imediatismo.

Quando Jesus ensina sobre o reino ele não compara a vida como um microondas, mas sim como uma semente, com o processo de plantio, passar pelo processo e colher...a vida que Deus propõe é crescer em conhecimento, ninguém cresce em conhecimento da noite para o dia, mas sim através de um processo.

A vida que tem a ver com buscar para encontrar, com você viver hábitos que constrói quem você é, o processo de obediência que gera destino...essa é a vida que Deus propõe para nós.

Mas muitas vezes optamos por nos esconder no ciclo de preguiça. E você sabe qual é o significado da palavra preguiça?

A definição no dicionário da palavra preguiça é: *"aversão ao trabalho, aversão a produzir, moleza, indolência, insensível, apático, negligente, ocioso."*

E aí você pode pensar: Graças a Deus esse não sou eu, mas espera aí que eu quero te falar que é você sim, e que também sou eu....vivemos esses momentos muitas vezes em nossas vidas.

E aqui posso compartilhar um depoimento do que tenho acompanhado nos ciclos do grupo de Mentoria da Alimentação Saudável do Pilar da Alimentação Saudável aqui do Juntos Somos Mais Fortes: comecei esse pilar fazendo o processo de ressignificação com a minha forma de me alimentar e aos poucos fui publicando isso na minha rede social; depois minhas amigas começaram a me procurar e pediam para fazer um grupo para fazermos o processo juntas, até que isso foi virando uma rotina e fui me especializando cada vez mais no programa chamado "Whole30" e criei material de apoio com base nos livros publicados pelos criadores do programa, foram meses para desenvolver o material, gravar o conteúdo em formato de vídeos , podcasts, PDFs com material de apoio e consulta para chegar no formato que hoje entendo que é o mais completo e objetivo para ser aplicável e realizado com sucesso.

Quando disponibilizo os conteúdos para as pessoas que participam dos grupos de apoio, percebo que algumas pessoas não dedicam tempo para consumir o material disponibilizado, não assistem os vídeos por completo...pois começam a fazer perguntas no grupo de WhatsApp (que também ofereço durante todo o período do grupo de apoio) que percebo que se a pessoa tivesse assistido o conteúdo disponibilizado, não teria as dúvidas que muitas vezes aparecem lá.

E então muitas vezes me frustro por isso e me pergunto o por quê isso acontece?

Por que parto do pressuposto que a pessoa que está buscando passar por um processo de ressignificação com sua maneira de se alimentar estará disposta a fazer o que for necessário para cumprir as etapas, disponibilizar seu tempo para enfim ver o resultado no final do programa.

Mas percebo que muitas pessoas que já passaram pelo grupo de apoio querem o resultado microondas, ou o drive-thru...e não é isso que eu quero aqui...

Aqui nesse ponto busco a reflexão feita pela pastora Renata onde a Bíblia explica que aquele que sabe o que tem que fazer e não faz está em pecado. A preguiça é o não fazer, eu sei que eu tenho que fazer mas eu não faço.

Mas isso não quer dizer que somos preguiçosos em todas as áreas da nossa vida...as vezes você não é preguiçoso para trabalhar mas você é preguiçoso para estudar, as vezes você é diligente na sua vida de cuidados com o seu corpo e a sua saúde ...as vezes você tem disposição para uma coisa e não tem para outra.

Na Bíblia, o livro de Provérbios trata a preguiça como algo tão sério, a pessoa que vive um estado de preguiça se torna uma pessoa tão descaracterizada que ela não consegue viver uma vida normal.

O preguiçoso é sempre retratado como aquele que está cheio de problemas, aquele que vive no meio de pobreza, aquele que sempre deixa para depois, aquele que vive sempre com uma desculpa, aquele que é incorrigível.

Vamos nos conscientizar a respeito do que é a preguiça...do que a Bíblia fala sobre isso...para não praticarmos mais na nossa vida...para vivermos o abundante de Deus na nossa história:

"6 Observe a formiga, preguiçoso, reflita nos caminhos dela e seja sábio!

7 Ela não tem nem chefe, nem supervisor, nem governante,

8 e ainda assim armazena as suas provisões no verão e na época da colheita ajunta o seu alimento.

9 Até quando você vai ficar deitado, preguiçoso? Quando se levantará de seu sono?

¹⁰ Tirando uma soneca, cochilando um pouco, cruzando um pouco os braços para descansar,

¹¹ a sua pobreza o surpreenderá como um assaltante, e a sua necessidade lhe virá como um homem armado."

Provérbios 6: 6 -11

Nesse texto Salomão já começa dizendo aprenda com a formiga...observe a formiga preguiçoso (a), reflita nos caminhos dela e seja sábio. Ela não tem nem chefe, nem supervisor, nem governante e ainda assim armazena suas provisões no verão e na época da colheita junta seu alimento.

Aqui refaço a pergunta que a pastora Renata fez...Observando a formiga, qual a primeira coisa que temos que nos conscientizar?

É o conceito de não deixar para depois, pois o preguiçoso sempre deixa para depois.

A formiga faz o que tem que fazer quando as condições estão favoráveis, por que se ela não fizer, ela sabe que terá falta no inverno...o verão é a estação onde as suas forças estão renovadas, o dia é mais longo, você tem mais tempo para ir buscar aquilo que precisa ser feito, por que depois chega o outono, que é a época de colheita e depois vem o inverno.

Deus criou o verão te dando tempo, força, sol, para você ir buscar, fazer, plantar...depois vem o outono para a estação da colheita, é a estação que te traz provisão, para então você chegar no inverno, pois assim Deus garante que você terá provisão para passar por ele.

O inverno não deve ser visto como uma estação de escassez na sua vida, o inverno é escuro, duro, frio, mas não é sem provisão. Somente será se você for preguiçoso (a). Ou seja, você não pode deixar para depois aquilo que você tem que fazer hoje.

A formiga não pula de estação porque ela sabe que tem que trabalhar no verão.

Dentro da preguiça existe uma característica peculiar que é a procrastinação. Ela é uma das maiores mentiras que existe pois te dá um falso senso de resultado, de que você está alcançando algo.

Mas você sabe qual o conceito de PROCRASTINAR?

"Adiar ou deixar alguma coisa para depois; não fazer o que precisa ou se programou para fazer no tempo estipulado; adiar: procrastinei o começo do trabalho e perdi o prazo de entrega. Transferir a realização de alguma coisa para um outro momento; prorrogar para outro dia; protelar: procrastinei a viagem para o ano que vem; não fazia nada e gostava de procrastinar.
Etimologia (origem da palavra procrastinar). O verbo procrastinar deriva do latim "procrastinare", e significa adiar, protelar."

Quando você fala: eu tenho isso para fazer, aquilo está te incomodando e você pensa amanhã eu faço….pronto…quando você faz isso, na sua mente você resolveu aquele problema mas na verdade ele ainda existe você só jogou para depois.

A preguiça sempre parte do principio de que dá para fazer depois, mas o que você está fazendo na verdade é adiando a sua colheita…quando você fala vou fazer amanhã, você intrinsicamente está dando um comando para o seu cérebro da seguinte forma: vou colher depois…amanhã!

Mas deixa eu te falar uma coisa meu querido (a) leitor(a):

Não há recompensa no "eu vou fazer depois" A sua colheita não se engana, você colhe aquilo que você planta!

"11 a sua pobreza o surpreenderá como um assaltante, e a sua necessidade lhe virá como um homem armado."

Provérbios 6:11

O preguiçoso está sempre adiando, seja um posicionamento importante, uma atitude importante para um amanhã que nunca vai chegar ou muitas vezes que chega, mas acaba sendo tarde demais.

Então o que podemos fazer para mudar esse ciclo?

"9 Até quando você vai ficar deitado, preguiçoso? Quando se levantará de seu sono?"

Provérbios 6:9

É tempo de nos levantarmos, mudarmos a nossa atitude, nos posicionarmos!

E aqui no Juntos Somos Mais Fortes venho com a missão de me ajudar e te ajudar a fazer isso com a sua alimentação, com a sua prática de atividade física, com a sua prática de auto-cuidado através da arte-terapia e com a prática de reforçar a sua fé!

A Bíblia sempre vai dizer que o homem tem que se levantar... mas ela não diz que levanta o homem...o trabalho tem que ser realizado em conjunto e aqui a Bíblia mostra: eu te esforço, eu te ajudo, eu te perdoo, dou ânimo, eu te dou força, mas quem se levanta é você!

Uma coisa que precisamos deixar claro aqui é que a preguiça não está ligada a sua capacidade de fazer, você pode ser uma bomba atômica do poder de Deus e está desligado(a) aí sentado(a) no sofá! Tem muitas pessoas que são projetos de Deus, muito avanço, muito sobrenatural que atualmente está sentado (a) no sofá comendo pipoca e vendo o tempo passar.

A preguiça é um dos pecados mais cruéis dos 7 pecados, porque a preguiça é um pecado que te rouba o que temos de mais precioso e que dinheiro nenhum compra nessa vida: **O TEMPO**.

Então quero dizer para mim mesma aqui e para você: PRECISAMOS NOS LEVANTAR!

Por favor, não tenha preguiça de seguir direção, de fazer o que precisa ser feito.Quantas vitórias a preguiça tem nos custado, pois não temos nos levantado e nos posicionado?

Veja o que diz essa passagem da Bíblia:

"O preguiçoso deseja e nada consegue, mas os desejos do diligente são amplamente satisfeitos."

Provérbios 13:4

O preguiçoso deseja muita coisa, mas as suas ações demonstram que ele não quer fazer nada para alcançar aquilo que ele deseja.

E então duas coisas podem ser a razão de você não alcançar aquilo que você procura:
1 - você não está realmente interessado;
2 - você tentou pagar um preço muito baixo do que aquilo custa.

Preguiçoso é assim: desejo isso, mas só for rápido, se eu conseguir resolver rápido.

O preguiçoso quer muitas coisas mas ele não está disposto a pagar o preço por elas. Com isso o preguiçoso sempre faz as coisas pela metade, começa e não termina, ou acaba fazendo as coisas de uma maneira desleixada.

E aqui no processo de mudança para um estilo de vida mais saudável isso é uma coisa que não pode acontecer pois dessa forma o resultado não chega!

Desejar algo não produz o resultado desejado. Sabe o que produz resultado? É você fazer o que precisa ser feito.

Você tem que saber o que precisa fazer. O preguiçoso tem uma falha na auto-responsabilidade. Vamos retomar aqui o texto da Bíblia sobre a formiga:

*"Ela não tem nem chefe, nem supervisor, nem governante,
e ainda assim armazena as suas provisões no verão e na época da colheita ajunta o seu alimento."*

Provérbios 6:7-8

O preguiçoso sempre vai esperar por alguém assumir o controle ou por fazer alguma coisa por ele.

Vou te dar um exemplo (que a pastora Renata usou e achei bem interessante): você vê um balde no meio da sua passagem, passa por ele, tropeça nele, mas você não retira ele do seu caminho...ai alguém te questiona: mas por que você não retirou o balde ali e o preguiçoso responde, mas ninguém mandou eu tirar ele daquele lugar.

Ei preguiçoso(a) que quer começar a praticar um estilo de vida mais saudável, estou aqui reproduzindo todo esse texto do culto sobre a Preguiça que a pastora Renata fez pois quero te acordar, para que você possa usufruir de todos os benefícios que esse processo vai trazer para sua vida.

Ei preguiçoso(a), eu quero te chamar para ser pró ativo(a), para fazer parte junto comigo da solução, não vamos ficar na aba dos outros, não vamos ser levados pela corrente...eu quero fazer esse processo por mim e te ajudar a você fazer esse processo por você, esse é o objetivo do JUNTOS SOMOS MAIS FORTES. Esse nome do Projeto não foi escolhido de maneira aleatória, tem um propósito, tem um sentido...e preciso de você junto comigo na execução desse projeto para que ele dê certo e para que possamos colher os resultados dele.

O preguiçoso está sempre na posição de expectador, ele nunca é o protagonista, ele somente observa, ele vê a solução do problema e pensa: o tempo passou, a oportunidade foi embora.

A preguiça envolve tudo aquilo que você precisa se doar mais e não faz. Então pare de esperar!

Sabe porque o pecado da preguiça é tão sutil? Por que você pode confundir, ser mascarado pela espera em Deus.

Tem gente que espera a vida inteira algo acontecer na desculpa de não fazer nada pois está esperando em Deus. E se você que está lendo isso agora estiver pensando dessa maneira, quero reforçar aqui: você vai morrer preguiçoso, sem nada e ainda frustrado com Deus.

Saia da preguiça, tome vergonha na cara e se posicione para aquilo que Deus te chama para você ser….ele deu a vida dele por você, e é para você conquistar, florescer, vencer, se levantar e trazer o reino dele aqui na Terra.

E muitas vezes não tomamos posse de tudo isso por preguiça. Então aqui vou trazer outra passagem da Bíblia para você:

"Peçam, e lhes será dado; busquem, e encontrarão; batam, e a porta lhes será aberta."

Mateus 7:7

Muitas coisas vão se resolver se você abrir a porta das coisas que já existem e estão disponíveis para você AGORA, ouvir o som que já está tocando, é simples…mas muitas vezes na postura de preguiçoso(a) fica mais fácil esperar os outros fazerem, buscarem, acharem e trazer para a gente e isso, posso te garantir, não é sinal de maturidade.

Quem precisa de tudo na mão é um bebê, que não tem a capacidade de fazer.

Você e eu precisamos crescer, pois muitas vezes queremos achar sem procurar, receber sem pedir, queremos respostas imediatas, soluções momentâneas, em vez de assumir a responsabilidade de bater, de procurar, de pedir, de buscar e correr atrás.

O que você tem vivido na sua vida? O preguiçoso(a) não consegue alcançar seus objetivos, porque não tem constância.

Você precisa ser diligente naquilo que faz…o preguiçoso(a) é o mestre das desculpas…sempre terá uma desculpa para a sua falta de progresso. Sempre vai jogar a culpa em alguém por ele não estar gerando, não estar multiplicando, não estar progredindo.

Se você está sempre tendo que dar explicações da sua falta de progresso, você está vivendo um ciclo de preguiça.

Minha pergunta para você agora é: O que é aquilo que você precisa mudar no seu interior?

Existe uma frase muito constante naquele que tem preguiça: "Deus não quis"...quando não alcançamos aquilo que desejamos e procuramos justificamos como: foi porque Deus não quis, mas Deus quer e ele não vai fazer sem você, Ele precisa de você junto com ele, é uma parceria, um trabalho em equipe. Como acontece aqui no Juntos Somos Mais Fortes. A força do trabalho em equipe nos motiva e nos deixa no caminho do propósito para a execução do estilo de vida mais saudável.

Em nome de Jesus vamos nos levantar do nosso sono, nós precisamos despertar, precisamos sair desse lugar de preguiça.

Então meu convite para você aqui é: coloque diante do Senhor aquilo que você tem sido desleixado(a), preguiçoso (a) e clame a vida de abundância, desperta-me Senhor desse sono, eu me levanto e vou me despir de toda a preguiça, de toda a ociosidade... proclame palavras de fé e encorajamento na sua vida, fale em voz alta, você não faz idéia do poder que isso tem! Tenho aprendido isso cada vez mais que me aprofundo no estudo bíblico e vou compartilhar um texto que traz essa mensagem:

"Todos tropeçamos de muitas maneiras. Se alguém não tropeça no falar, tal homem é perfeito, sendo também capaz de dominar todo o seu corpo.
Quando colocamos freios na boca dos cavalos para que eles nos obedeçam, podemos controlar o animal todo.
Tomem também como exemplo os navios; embora sejam tão grandes e impelidos por fortes ventos, são dirigidos por um leme muito pequeno, conforme a vontade do piloto.
Semelhantemente, a língua é um pequeno órgão do corpo, mas se vangloria de grandes coisas. Vejam como um grande bosque é incendiado por uma simples fagulha.
Assim também, a língua é um fogo; é um mundo de iniqüidade.
Colocada entre os membros do nosso corpo, contamina a pessoa

*por inteiro, incendeia todo o curso de sua vida, sendo ela mesma
incendiada pelo inferno.
Toda espécie de animais, aves, répteis e criaturas do mar doma-se
e é domada pela espécie humana;
a língua, porém, ninguém consegue domar. É um mal incontrolável,
cheio de veneno mortífero.
Com a língua bendizemos ao Senhor e Pai, e com ela
amaldiçoamos os homens, feitos à semelhança de Deus.
Da mesma boca procedem bênção e maldição. Meus irmãos, não
pode ser assim!"*

Tiago 3:2-10

Preste atenção no que você fala e pensa sobre sua vida e sobre o que você fala sobre as pessoas que convive. Domine sua língua é um exercício diário.

E o mais importante, coloque suas intenções de um estilo de vida mais saudável ao grande e poderoso Eu Sou, pois precisamos usufruir do que Jesus nos ensinou na prática, que é liberar palavras de ordem! Orar pela fé te garante autoridade sobre o problema.

*"Portanto, eu lhes digo: tudo o que vocês pedirem em oração, creiam que já
o receberam, e assim lhes sucederá."*

Marcos 11:24

Então te convido agora para fazermos uma oração juntos(as):

Senhor, que seja retirado o pecado da preguiça de nossas vidas, que o Senhor nos capacite com ânimo, com constância para que possamos fazer a nossa parte e cuidar do Templo que o Senhor nos presenteou para viver a vida aqui na Terra (o nosso corpo). Que o Senhor nos capacite para fazermos melhores escolhas com relação a nossa alimentação, que o Senhor nos capacite para controlar o nosso cérebro nas nossas vontades incontroláveis de certas comidas, que o Senhor nos capacite para que possamos ter ânimo, boa vontade para praticarmos uma atividade física e que o Senhor nos capacite para colocarmos em prática o exercício da fé para nos aprofundarmos em nosso relacionamento.

Que o Senhor toque a vida de cada pessoa que está lendo esse livro agora e a minha vida também para sempre permanecer no seu propósito !

É o que eu te peço,

Em nome de Jesus,

Amém !

Capítulo 4

Um grande susto

Estava um dia em casa quando recebi um telefonema da minha mãe. Confesso que foi um dos piores telefonemas que recebi dela na minha vida...ela me contou que estava com Câncer no seio e que precisaria fazer uma cirurgia para a remoção do tumor...essa notícia caiu como uma bomba...pensei em largar tudo e voltar para o Brasil para estar ao lado dela nesse momento tão delicado. Mas, por incrível que pareça ela de lá me dava forças para ficar aqui e não desistir do meu sonho...minha mãe é minha guerreira. Ela venceu essa luta e como tenho orgulho dela por me mostrar esse seu lado e ter me dado força para continuar a minha trajetória.

Através desse episódio na nossa família eu dei início a uma pesquisa para entender o que é o Câncer, descobri que a alimentação tem muito a ver com esse processo e a partir de então comecei a me preocupar em implementar na minha vida uma rotina de alimentação saudável, pois coloquei na minha cabeça que estava mais do que na hora de me preocupar em envelhecer com saúde. Então deu um clique na minha cabeça onde realizei que a hora de fazer a mudança acontecer era no **agora**, hoje, definitivamente, **não podia mais deixar para depois**.

Comecei a seguir pessoas no Instagram que tem esse estilo de vida saudável, nutricionistas, professoras de educação física, médicos, Health coach e pessoas que fizeram essa mudança acontecer na vida delas e o mais interessante foi descobrir que todas tinham um ponto em comum...a ressignificação com a comida, a prática da atividade física como fonte de prazer...mas mesmo assim ainda não tinha ativado o gatilho da mudança na minha vida...tinha noção de uma boa parte das ferramentas, porém eu não sabia utilizá-las, precisava de um manual, de uma orientação, de força de vontade, de foco, de determinação... a sensação que eu tinha é que escalei até o topo da montanha, estou vendo a vista maravilhosa lá de cima e agora para continuar preciso dar um salto sobre o precipício para chegar no outro pedaço de terra que me leva a continuar a trilha, porém me faltava coragem...pois tinha medo do novo, de pensar o que poderia encontrar do outro lado...

Quando você não está mergulhado no processo do autoconhecimento você encontra muitas dificuldades para decidir e de fazer escolhas por que o medo de errar, arriscar ou do que as pessoas vão pensar sobre você toma conta da sua consciência te impedindo de atingir o seu objetivo.

A zona de conforto é o melhor lugar do mundo, porém ao mesmo tempo não permite que você tenha resultados. Pense que quando você escolhe ficar na zona de conforto, você também está fazendo uma escolha, dando liberdade para outros escolherem para você o que acham mais adequado naquele momento.

Quero que reflita sobre essa frase: **A vida começa onde a zona de conforto acaba.**

Mesmo que você não enxergue apoio, suporte ou incentivo de pessoas importantes para você, mexa-se, siga em frente e não abra mão de conceder ao mundo algo que somente você pode fazer.

Capítulo 5

Cuidando da Alma

Para passarmos por um processo de transformação interna, um dos pontos que precisamos parar, analisar e refletir, é sobre o nosso contato com o interior, o nosso Eu, pois muitos dos nossos problemas que nos levam ao excesso de peso é não encaramos algumas situações de trauma do passado e vamos nos protegendo através da capa de gordura que criamos ao nosso redor.

Neste Capítulo, meu querido(a) leitor(a), quero propor a você deixar de lado o julgamento, as crenças, preconceitos estabelecidos anteriormente em sua vida com relação a auto estima...ao amor por si mesmo...abra o seu coração para ler esse Capítulo...vem comigo...

Quero que pare e reflita sobre isso: **O jeito que você olha para a vida define como você se sente.**

Quando fazemos uma mudança de casa, por exemplo, temos que tirar as roupas, móveis, nossos objetos do lugar, analisar o que vamos levar para o novo local que vamos morar, temos que nos desfazer dos itens que não tem mais utilidade...ao olharmos esse cenário, vemos que a casa está literalmente uma bagunça, todas as coisas espalhadas, fora de armário, sujeira...mas aos poucos, vamos colocando em caixas as nossas coisas para a casa nova, fazemos a mudança e aos poucos vamos arrumando as coisas na nossa nova casa e dando a nossa cara para ela.

Pois bem, é aqui que faremos um processo de mudança de casa...vamos entrar juntos em contato com a nossa sombra...para então podermos olhar o que é necessário ser mudado, eliminar os conceitos que já não servem mais para a nossa vida nesse momento, cuidarmos das coisas boas que queremos manter...e levarmos isso para o nosso novo estilo de vida que vamos construir através desse processo de reflexão que estamos fazendo...aqui nesse Capítulo trataremos de alguns assuntos "densos" e quero que você retire imediatamente o critério do julgamento do seu cérebro nesse momento...Vamos lá?

Olhe para você, fique uns minutos em silêncio e em reflexão sobre você mesmo. Olhar para você mesmo com amor muda tudo. Quando você está conectado a você na energia do amor, você recebe respostas! Nunca é tarde para começar a ativar essa frequência vibratória do amor em você. Todo dia temos a oportunidade de viver um novo início em nossas vidas...a hora é agora! Lembrem-se sempre que palavras, atos e pensamentos precisam estar na mesma vibração para obtermos resultados.

Quero que você faça uma auto análise profunda através dessas perguntas:

- Você ama você mesmo?
- Você ama o seu corpo?
- Você aceita você mesmo como é?

Aceitar o seu corpo é aceitar a sua vida, é saber lidar com as situações que você está passando nesse momento e saber entender que se existe algo que está acontecendo e que não te deixa satisfeito, você é capaz de mudar isso.

Portanto, vou deixar aqui algumas frases para você refletir:

Não brigue com o seu corpo.

Não maltrate quem você é.

Aceite o seu corpo, aceite quem você é!

Nós adoecemos o nosso corpo pela falta de amor por ele. Lembre-se que você é lindo(a) e especial por conta das suas diferenças.

Deus te deu esse corpo para que você pudesse se tornar fisicamente a matéria para viver nessa Terra, então seja gentil com você mesma (o) e cuide com muito amor e carinho desse presente maravilhoso que Deus te deu.

Hoje escrevo tudo isso para vocês, pois precisei enfrentar meu lado sombra para conseguir entender a mudança que eu precisava fazer na minha vida...

No passado tive muita dificuldade em trabalhar minha auto estima e sempre a deixava de lado pois acreditava que tinha outras coisas mais importantes para "olhar" antes de chegar nessa pasta para tomar conta dela.

Até o momento em que precisei enfrentrar uma situação de traição em um relacionamento que literalmente me tirou o chão. Não sabia o que fazer, não sabia como interpretar, me via como vítima da situação, pois até este momento sempre coloquei como prioridade na minha vida outras coisas: o amor que sentia por uma outra pessoa, a construção de uma carreira bem sucedida, o relacionamento com a família....sendo que o que tinha que estar como prioridade número um: Deus e o amor próprio, não estava na lista.

Naquele momento a solução que encontrei foi procurar ajuda na terapia e eu posso afirmar que a melhor coisa que um ser humano pode fazer por ele mesmo é a busca pelo autoconhecimento...e a terapia ajuda e muito nesse processo.

No começo da terapia eu estava traumatizada, e aos poucos fui entendendo que precisava mudar algo em mim...

Aqui quero trazer para você uma passagem da Bíblia que vai trazer uma reflexão importante para esse processo de transformação acontecer na sua vida, como foi acontecendo na minha vida também.

Vamos analisar de uma forma bem simples e resumida a história que a Bíblia conta sobre José. A esposa do oficial do faraó chamado Potifar cobiçava José e ao tentar ter um caso com ele, José negou e a esposa do oficial para se vingar, disse ao marido que José tinha tentado abusar dela. Então José foi capturado e colocado na prisão.

" Quando o seu senhor ouviu o que a sua mulher lhe disse: "Foi assim que o seu escravo me tratou", ficou indignado. Mandou buscar José e lançou-o na prisão em que eram postos os prisioneiros do rei. José ficou na prisão, mas o Senhor estava com ele e o tratou com bondade, concedendo-lhe a simpatia do carcereiro. Por isso o carcereiro encarregou José de todos os que estavam na prisão, e ele se tornou responsável por tudo o que lá sucedia. O carcereiro não se preocupava com nada do que estava a cargo de José, porque o Senhor estava com José e lhe concedia bom êxito em tudo o que realizava."

Gênesis 39:19-23

Será que José imaginou que um dia estaria em uma prisão, ou que José desejou estar em um lugar desse? No lugar mais improvável da sua juventude, de maneira injusta, sendo que o que o levou para a prisão não foi nada que ele cometeu, ele fugiu de uma situação complicada.

E José, quanto mais era espremido, quanto mais ele era julgado, provado, mas ele exalava a vida que havia dentro dele.

Quando nós entramos em luta, ou enfrentamos uma dificuldade, nosso desespero é tão grande que queremos sair dessa situação rapidamente. Mas se Deus permitiu que você chegasse no lugar da luta, ele não te abandonou, ele não te deixou, e ele continua com o controle da situação. Deus está nesse lugar com você e onde você for Ele estará. Ele é grandioso e poderoso para fazer na sua vida como Ele fez na vida de José.

O AMOR POR VOCÊ

A gordura muitas vezes está associada a um processo de defesa. Aquilo que você não resolve emocionalmente, espiritualmente a gente desconta na comida. Comemos por que é fácil, comemos pois confundimos aquela dor emocional que se manifesta e achamos que é fome, acabamos descontando na comida.

Quando uma pessoa chega ao fundo do poço não existe mais como afundar-se emocionalmente. Então nessa fase temos duas opções: buscar ajuda, lutar para reerguer-se e permitir que o renascimento aconteça ou deixar se render por completo e acabar caindo em depressão.

Então pare por um momento, respire fundo, coloque suas mãos na direção do estômago e repita:

EU SINTO MUITO POR ME COLOCAR EM UMA SITUAÇÃO COMO ESSA,

DEUS ME PERDOE,

RESTAURE A MINHA MENTE E OS MEUS PENSAMENTOS PARA QUE EU POSSA PRATICAR O AMOR POR MIM MESMA (O),

SOU GRATA(O) POR PASSAR POR ESSE PROCESSO DE APRENDIZADO

e aqui já se imagine como quer se ver transformada (o).

Posso afirmar para vocês que isso funciona. Faça quantas vezes achar necessário!

Olhar para você mesmo com amor, funciona. Procure buscar o eixo para encontrar o equilíbrio, busque a autoaceitação pelo seu corpo.

A oração, esse contato com Deus ajuda e muito nesse processo, pois nos conecta com a força maior criadora do céu e da Terra, porém pede transformação, pede que você faça a sua parte e pratique uma ação de transformação, exige uma mudança de atitude da nossa parte...nada vai adiantar você praticar uma oração se não trabalhar em conjunto uma mudança de atitude e estar disposto (a) a abandonar velhos hábitos.

BUSQUE ALTERNATIVAS, FAÇA UMA MUDANÇA DE ATITUDE

Então vá atrás, busque alternativas, desperte para o autoconhecimento, se conheça melhor, descubra o que te apaixona e o que te faz mover para a ação. Conheça os seus valores, sonho e missão de vida pois isso é o que te dará motivos para acordar energizado(a) todos os dias e viver em busca da sua plenitude. Procure ter prazer de fazer sem esperar nada em troca. Quando você coloca amor em tudo o que faz contagia todos a sua volta e então você percebe que está vivendo a sua melhor versão.

É preciso conectar-se com a nossa essência para que o cenário comece a mudar a nosso favor. E, acredite, Deus aprovará essas ferramentas pessoais e te dará o que você merece nessa vida por que está cumprindo o propósito que tem para a sua vida.

Quando praticamos a oração com o nosso coração a gente volta a se conectar com a nossa condição espiritual mais amorosa, mais pacífica, calma e equilibrada.
Portanto, se alguém me magoou, feriu seu sentimentos,

Senhor me ajude a entender e colocar em prática o sentimento de perdão,

Me ajude a colocar em prática o sentimento de amor por mim mesma (o)

Deus, limpa esse sentimento em mim,

Sou grata(o) por passar por esse processo de aprendizado.

Quero que você faça uma reflexão e veja que é uma pessoa única e especial e que não existe ninguém igual a você; seu valor é incalculável. Busque o que há de melhor em você e seja feliz.

Somos seres de amor, de luz, de paz. Somos manifestação divina que propaga energia para todas as partes do Universo e por isso é essencial despertarmos e tomarmos consciência dessa energia que estamos irradiando. Somos seres conectados uns aos outros, das relações mais misteriosas que possamos imaginar, logo, escolher para que lado ou de que forma eu emito essa energia é exercer um papel de responsabilidade sobre a minha vida e das pessoas ao meu redor.

Capítulo 6
Health Coach

Deus ouviu as minhas preces...pedia para me mostrar que era possível eu fazer isso por mim, pedia para ele me dar coragem e para me mostrar o caminho para essa mudança...e então ele trouxe ela para minha vida...Minha Coach, ah minha linda e amada Coach.....como sou grata por Deus ter usado você como instrumento e resposta das minhas orações.

Tenho uma amiga que é Health Coach, e um dia ela me procurou e disse que queria me propor um desafio: ela me convidou para participar de sessões de Health Coach para que eu pudesse entender sobre o processo de mudança de hábito na minha vida.

No início fiquei um pouco receosa de aceitar pois não sabia o que iria encarar nesse processo, mas pensei: se ela está disposta a me ajudar e fazer essa virada de chave que tanto pedia em minhas orações, chegou a hora de tentar, de tomar a rédea da minha vida.

Nem sempre tudo na nossa vida vai ser as mil maravilhas. Passamos por momentos de preocupações, perdas e desilusões, conflitos internos e externos, somos inseguros, temos medo e muitas vezes temos que tomar decisões difíceis. Ter a rédea da sua vida não significa que não podemos falhar, que não vamos nos decepcionar, que não vamos sofrer ou chorar. Ter a rédea da sua vida significa que temos que ter sempre em mente que podemos recomeçar, refazer caminhos, reconhecer nossos erros e aprender com eles, que podemos pedir perdão pelas nossas falhas e que podemos nos perdoar pelos próprios erros também, podemos ser gratos, superarmos as nossas próprias limitações sempre acreditando no nosso potencial que é infinito de poder de transformação e de realização.

A diferença está no que fazemos com o que nos acontece, e qual desfecho damos para as dificuldades que aparecem em nossas vidas.

Antes de você continuar a leitura, peço que providencie um Caderno de Notas para esse Capítulo e uma boa caneta grifa-texto para marcar as partes e dicas super importantes que vou compartilhar com vocês.

Confesso que se minha mãe ler o livro e chegar nessa parte vai ter um treco por que eu sou daquelas pessoas que ADORA rabiscar um livro, grifar, colocar post-it e ela quer me matar quando faço isso nos livros dela...hahah Te amo viu Manhê!

5.1 O processo de mudança no cérebro

Inicialmente ela me explicou que a proposta era trabalhar o cérebro para ele poder entender e implementar uma nova rotina na minha vida...e que para isso precisaríamos de no mínimo 30 dias e assim daríamos sequência no projeto.

Ela fez uma analogia muito interessante e me explicou que o processo para o cérebro entender uma nova rotina de vida é como a situação que passamos de aprender a dirigir um carro:

Na primeira fase você conhece a máquina e suas funções, como ligar, como mudar a marcha (se o carro não é automático), como frear, como usar o freio de mão... etc. Está trazendo esse novo conhecimento para sua consciência.

Na segunda fase você começa a ter aulas na auto escola e aprende como manusear e controlar toda essa máquina, adquirindo noção de espaço entre outros veículos, dirigindo em uma rua tranquila, ou em uma rua agitada.

Na terceira fase você já tem a noção de direção completa e começa a fazer o processo de ligar o carro, engatar a marcha e dirigir.

Na quarta e última fase você entra no processo automático e nem pensa mais em cada comando que precisa ser feito para que o carro ande, as atitudes são feitas automaticamente.

Por incrível que pareça eu sou a prova viva de que é exatamente isso que acontece no processo de reprogramar o cérebro para entender uma nova rotina de vida, aconteceu comigo e quero te encorajar a colocar em prática pois você será capaz de fazer isso por você também.

5.2 O início

Traçamos uma meta e um prazo para atingí-la.

Aproveite agora e faça isso: pense em uma meta de peso que quer atingir e qual o prazo que vai estabelecer para atingir o seu objetivo.

Lembre-se que você não ganhou peso do dia para a noite e que para mudar o seu estilo de vida, precisa fazer de maneira consciente e aos poucos...a mudança não pode ser brusca, até por que o cérebro precisa de tempo para entender que você optou por um novo estilo de vida.

Voltamos para a história...

Em um período da minha vida eu fui magra e me sentia muito bem assim...então resgatamos uma foto daquela época para servir como base para montarmos um quadro de desejos.

Nessa foto estou usando um vestido pink, na minha formatura na faculdade e a primeira pergunta que minha Coach me fez foi: você ainda tem esse vestido? Sim. Ela pediu que eu deixasse ele guardado pois quando atingir a minha meta vou usá-lo novamente. Nessa época me sentia poderosa, auto-estima lá em cima, não tinha problemas em comprar roupa, me sentia sexy... e minha Coach disse que seria possível resgatar tudo isso novamente.

Mas confesso que nesse momento ela acreditava mais em mim do que eu mesma.

No meu ápice de maior peso cheguei aos 108kg, sim é isso mesmo...Disse para ela que se ela conseguisse fazer com que eu saísse dos 3 dígitos da balança ela já teria feito um milagre na minha vida. Mas ela desde o começo disse, vamos rumo ao vestido pink, você é capaz!

Outra coisa que colocamos como meta no processo foi: quero entrar em um Biquini novamente para tomar sol...não lembro quando foi a última vez que usei um Biquini..quando a gente engorda, nem vontade de tomar sol a gente tem...é impressionante.

Vamos praticar?

1. Então quero que você agora sente em um lugar tranquilo com o seu caderno de notas e faça uma divisão no meio de uma folha e na coluna da esquerda coloque 5 coisas que te incomodam e na coluna da direita 5 coisas que você ficaria feliz em sentir/ter quando atingir a meta que estabeleceu.

2. Ah, outra coisa, ache uma foto sua de uma época que você considera que estava bem e que você queira usar como base para este processo.

3. Monte o seu quadro dos desejos, coloque fotos, textos de referência em um local onde você possa sempre olhar para esse quadro e reafirmar os seus objetivos que foram colocados lá.

Decida mudar, busque a excelência, busque ser extraordinário(a) dentro dos seus principais valores e assim tudo ao seu redor vai ser movimentado através desta nova perspectiva.

5.3 O processo de mudança

Após alinharmos os objetivos começamos a conversar sobre o processo de mudança que precisava fazer: primeiro começamos com pequenas mudanças diárias na alimentação, depois a inserção de atividade física para ajudar no processo.

Parece fácil lendo não é mesmo?

Mas confesso para vocês que desde que começamos o processo de Coach eu levei praticamente três meses para realmente entender a "virada de chave" que tinha que dar na minha vida.

O verdadeiro segredo da mudança de padrão de comportamento é entender que não precisamos ter uma técnica para tudo, mas sim termos consciência que irão existir dias bons, dias ruins, momentos especiais e momentos de desespero também, e que essa fase ruim passa. Temos que ter em mente que mesmo diante de dificuldades, somos capazes de não perdermos o foco, de não desistirmos, custe o que custar, até o fim, podemos cair e somos capazes de levantar. Você vai chegar lá, não tenho dúvida, só depende de você.

Está na hora de você estar no comando da sua vida, de despertar a pessoa forte e poderosa que estava adormecido (a) dentro de você e assumir o comando. Não importa o que aconteceu em seu passado, você pode viver o melhor de sua vida hoje, ser feliz e realizar seus sonhos. Não fique parado (a) assistindo o tempo passar. Não espere que alguém traga a sua felicidade por que a sua felicidade está dentro de você!

Aqui vamos exercitar juntos os benefícios de fortalecermos a nossa autoestima mesmo diante de dificuldades e exercitarmos também a capacidade de mantermos ela elevada. Em um primeiro momento isso pode parecer impossível de colocar em prática na nossa rotina diária, mas posso afirmar para você que é totalmente possível.

Viver com foco no presente é um grande desafio! O que importa não são os problemas que encontramos, mas sim o que fazemos com eles. Por essa razão, manter a autoestima elevada é de fundamental importância para que possamos ter sucesso, superarmos os desafios que a vida nos traz e nos tornarmos mais fortes e felizes, pois não podemos esperar que tudo se resolva em nossas vidas para sermos felizes...temos que ser felizes para que tudo fique mais fácil de ser solucionado.

Manter a autoestima elevada neste processo vai nos levar a atingir nosso ponto de equilíbrio, com certeza, pois fará com que a gente atinja o sucesso como também nos ajudará a ter uma vida saudável tanto física como psíquica. A autoestima elevada é uma poderosa ferramenta para termos uma vida mais equilibrada e feliz aliada ao cuidado do corpo, mente e alma.

Desenvolver a autoestima elevada é colocarmos em prática um pensamento onde não importa o que acontecer em sua vida, podemos contar com nós mesmos, tendo consciência que não somos mais ou melhores que ninguém, mas que somos indivíduos extremamente importantes e que todas as nossas falhas e qualidades fazem parte da nossa essência, faz parte do aprendizado da vida.

Manter a autoestima elevada é amarmos o que somos de forma incondicional, respeitar e entender as nossas falhas, buscar aprimoramento no que for necessário e sermos orgulhosos do ser humano que somos e da identidade que construimos diariamente em nossos relacionamentos com outros seres humanos. Ou seja, exercer a capacidade de lutar todos os dias para sermos quem somos e ao mesmo tempo entender que nós, como todas as pessoas ao nosso redor, merecemos respeito.

Praticando isso diariamente nos ajuda a lidar com os desafios diários de uma forma mais leve, tendo em mente que por mais difícil que seja a situação que estamos enfrentando, valerá apenas lutar e achar uma saída, pois teremos um aprendizado com a situação que nos é apresentada. Com a autoestima elevada conseguimos fazer o nosso trabalho de maneira mais eficaz e tranquila, pois o que precisamos muitas vezes é uma boa dose de confiança apenas.

Cada pessoa é capaz de trilhar seu caminho e descobrir maneiras de se amar cada vez mais. Esta é uma jornada pessoal. Porém existem alguns passos que podem facilitar na descoberta dessa pessoa especial que você é.

Temos que deixar de lado aquele sentimento que é o mais nocivo de todos: o ódio contra si mesmo. Quando conseguimos nos blindar contra emoções tóxicas como a raiva, a tristeza, a mágoa, e sabermos que somos capazes de aprendermos com os nossos erros, subimos muitos degraus na jornada do autoconhecimento.

Existem infinitas dicas que podemos analisar procurando manter a autoestima elevada.

Vou citar algumas aqui.

Dicas para manter a autoestima elevada:
- Comece com pequenos passos;
- Socialize;
- Desafie-se, saia da sua zona de conforto;
- Faça algo em que seja bom (boa);
- Busque sempre estar motivado (a);
- Defina metas e crie um plano;
- Pratique alguma atividade física que te dê prazer;

- Cuide da sua alimentação.

O mais importante é nos aceitarmos como somos, com os defeitos e as qualidades que temos sempre buscando aprender com os nossos erros e as nossas escolhas.

Nos colocarmos em primeiro lugar, nos amarmos é o foco mais importante que temos que ter em mente para construirmos uma autoestima elevada.

Curta a sua própria companhia e independente da situação que estiver vivendo procure manter a energia positiva mesmo diante de problemas, desafios e frustrações.

Sempre tenha em mente que tudo que passamos tem energia envolvida, então foque na energia positiva mesmo em um momento de dificuldade pois ela reverbera.

5.4 O poder da palavra "NÃO"

Uma outra coisa que é muito importante em um processo de mudança de comportamento e de padrão é aprendermos a dizer NÃO.

Isso pode ser uma enorme dificuldade para muitas pessoas, confesso que para mim foi praticamente a vida toda até eu decidir mudar.

Muitas vezes para dizer SIM para nós mesmos, teremos que dizer não para outras pessoas...não encare isso como egoísmo, mas sim como amor próprio. Pense em quantas vezes você abriu mão de seus planos para atender necessidades de outras pessoas...faça o que é necessário fazer para outras pessoas, mas não se coloque em segundo plano para isso acontecer.

5.5 O coração alegre aformoseia o rosto

Aqui vou apontar as principais características para você praticar o autoconhecimento:

* <u>Cultive o amor próprio</u>: capacidade de amar e respeitar a si mesmo;

* <u>Tenha opiniões próprias</u>: capacidade de acreditar em si mesmo e estar seguro de suas ações;

* <u>Demonstre emoções:</u> não tenha medo de demonstrar emoções em qualquer tipo de relacionamento (seja ele social, familiar, amoroso);

* <u>Não espere, simplesmente aja</u>: pessoas fortes não tem medo de tentar algo novo quando sentem necessidade de mudar ou ir em busca de novos objetivos, não se intimidam com idéias preconceituosas;

* <u>Saiba dizer não</u>: saber defender seus interesses de maneira assertiva;

* <u>Saiba dar apoio a outras pessoas</u>: praticar a colaboração, ajudar outras pessoas a superarem seus obstáculos;

- <u>Seja honesto com você mesmo</u>: procurar não alimentar idéias que não são verdadeiras;

- <u>Saiba praticar a gratidão e o perdão</u>: reconhecer as nossas falhas é muito importante em um processo de mudança de padrão e ser grata as pessoas que estão em sua vida faz toda a diferença no processo de transformação, acredite!

Gostaria de propor um exercício para você:

- Se olhe no espelho e quando fizer isso, admire a sua imagem;

- Separe um tempo para cuidar de você, mesmo se você tiver um cronograma apertado em sua rotina diária (sim, todos nós temos), dedique pelo menos 1 hora do seu dia para isso, você é capaz de achar esse tempo na sua agenda, posso te garantir pois fui capaz de achar na minha.

- Praticar o bom relacionamento consigo mesmo(a) vai te ajudar a estar mais presente de maneira consciente em sua vida. Valorize o que você é, não perde seu tempo (que é precioso) somente desejando o que você não é ou não tem.

Agora pegue um papel e uma caneta e escreva essa frase em um local que você possa olhar constantemente:

"O coração alegre aformoseia o rosto"

Provérbios 15:13

(Pega a caneta grifa texto e usa aqui)

Tenha em mente que para ganhar na maioria das vezes será necessário fazer escolhas onde abriremos mão de algo.

O importante é fazer escolhas conscientes e sustentar essas escolhas com seus princípios e valores. A busca pelo equilíbrio na vida tem a ver com momentos de prazer e satisfação inseridos na sua rotina.

Você não pode somente dedicar tempo ao seu lado profissional e não ter tempo para se divertir com seus amigos e familiares.

É preciso que você avalie se está feliz com o resultado que você está obtendo com as ações que pratica. Se a resposta é NÃO, bingo, é hora de replanejar...metas, objetivos, foco, tempo....suas escolhas podem e devem mudar sempre que for necessário para ser feito o ajuste.

Li esse conteúdo em um livro e achei muito interessante e decidi compartilhar com vocês...

Existem formas bem práticas para se conquistar resultados acima da média, resumidas basicamente em quatro passos:

1) Comprometa-se cem por cento com o seu objetivo;

2) Visualize mentalmente e com entusiasmo seus objetivos já realizados;

3) Mantenha-se firme nesse caminho com intensidade e determinação;

4) Defina metas e tenha em mente que será preciso sair da sua zona de conforto para romper barreiras.

Chega de procrastinar meu querido(a) leitor(a), chegou a hora de AGIR! A ação é a arma mais poderosa para a realização de qualquer pessoa. Se você ficar esperando o momento favorável para começar a mudança vou te dizer: isso nunca vai acontecer. A hora é AGORA, se coloque em movimento o mais rápido possível.

(Pega a caneta grifa texto e usa aqui)

Não deixe a sua vida acontecer no piloto automático, tenha comprometimento com você mesmo (a), pois posso te garantir que mesmo a omissão, é considerada uma forma de ação e no futuro te trará consequências...e então pode ser tarde.

Não desista nas primeiras dificuldades, pois conquistar seu objetivo vai significar sair da zona de conforto e se abrir para o universo do desconhecido...as coisas vão acontecendo durante esse processo e muitas vezes não teremos sucesso em uma parte delas, mas isso não significa que temos que desistir, muito pelo contrário, precisamos de persistência, exercitar a força de vontade e permanecer na caminhada, dia a dia, avaliando e reavaliando sua trajetória até que você atinja o objetivo traçado.

Pense que em cada falha você tem um aprendizado e recomece a trajetória o quanto antes. Sentimentos como dúvida e medo sempre vão existir, isso é normal, o que não pode acontecer é que esses sentimentos te impeçam de alcançar e realizar seus planos e objetivos, que é algo completamente possível.

Celebre as vitórias, todas elas...principalmente as pequenas...pois esse tipo de comportamento fará a diferença em sua vida, em seu corpo, em sua alma.

Você pode curar a sua vida usando afirmações positivas diariamente, pois quando coloca isso em prática muda o seu padrão de vibração. Todos os dias trazem uma nova oportunidade para você crescer. Somos seres capazes de viver qualquer tipo de mudança, tudo vai depender de escolhas e decisões tomadas durante o processo.

Capítulo 7

Alimentação Saudável

Estamos nos matando pela boca. A cada pacote de produto industrializado que abrimos ingerimos aditivos químicos. Esses componentes nos matam silenciosamente. Nunca se ouviu falar tanto em depressão, obesidade, suicídio e busca pelo corpo perfeito. Consumo de álcool, estresse, sono de má qualidade, uso de cigarro...já parou para pensar onde vamos parar se não prestarmos atenção nas nossas escolhas dia após dia? Como estaremos no futuro...

Então temos que começar HOJE a prestar mais atenção aos pequenos detalhes na nossa rotina diária...por exemplo: em vez de levar um biscoito para o seu trabalho para comer como um lanchinho, que tal levar uma fruta? Vamos começar com mudança de atitute de forma simples?

Vamos traçar como meta o livre arbítrio e você poderá fazer sua escolha, e claro, será responsável por ela e pela consequência que essa escolha vai te trazer.

A obesidade traz, em um primeiro momento, uma enorme insatisfação com o corpo e sua autoestima praticamente deixa de existir e a depressão pode aparecer...porém em uma análise mais profunda muitas doenças podem ser associadas a obesidade como por exemplo diabetes, problemas cardíacos, esteatose hepática (gordura no fígado), pressão alta, infertilidade e problemas hormonais, problemas de circulação, problemas respiratórios...além de dores no corpo, isolamento social.

Temos que analisar também a doença mental que a obesidade causa, pois ela é capaz de controlar suas emoções...dia após dia a comida passa a ter mais controle sobre as pessoas...e então vem a pergunta: Por que isso está acontecendo?

Por que o autoconhecimento passou a ser considerado como algo banal, deixado de lado pois temos coisas "mais importantes" a serem feitas no nosso dia a dia. Então quero deixar uma coisa bem clara aqui...se você que está lendo o livro tem esse tipo de comportamento pare com isso AGORA e vamos começar a prestar atenção nisso pois você está despertando essa consciência lendo tudo isso e temos tempo para fazer a mudança acontecer...**eu te afirmo que é possível**!

A principal razão para as pessoas comerem de forma compulsiva está intimamente ligada a falta de conhecimento e controle de suas emoções pois descontamos: a raiva, o estresse do dia a dia, a tristeza, a ansiedade, em potes de sorvetes, bolos, brigadeiros, sanduíches, batata-frita, refrigerantes e após a compensação rápida, após a ingestão desses alimentos vem a sensação de frustração, a culpa, mais tristeza e consequentemente, o aumento de peso.

Quando você usa a comida como forma de compensação você escolhe se matar de forma lenta e desregulada, pela boca...e eu acredito que se você está lendo esse livro e chegou até aqui, você quer mudar isso e escolhe nesse momento viver de maneira mais saudável...por que é possível você mudar esse padrão de comportamento AGORA, vem comigo...

Com isso vou fazer você refletir e quero que se pergunte:

1) Que tipo de emoções você vem engolindo?

2) Não é melhor você tentar resolver a emoção que desperta a compulsão em vez de descontar na comida e ficar se sentindo culpado (a) depois disso?

3) Como tem sido suas escolhas alimentares a partir do momento que você acorda até o momento que você vai dormir?

4) Como você tem se sentido em relação a sua disposição e energia no seu dia a dia?

Superar seus desafios diários faz com que você se torne cada vez mais especial, para você mesmo (a). Se conhecer e se amar de verdade é a fórmula para atingirmos o nosso objetivo de ressignificação.

Ai você pode estar pensando agora...então como mudo esse padrão? O que devo comer?

Tenha em mente a seguinte máxima: **quanto menos desembrulhar e mais descascar estará cuidando da sua saúde** (grifa texto, grifa texto!!!!).

Diminua o consumo de produtos industrializados e consuma mais produtos naturais, diminua o açúcar na sua vida...você não faz idéia da quantidade de açúcar que os produtos industrializados possuem e colocam outro nome para disfarçar o nome do açúcar e induzir o consumidor a comprar...quero que reflita sobre isso.

Não queira fazer nenhuma mudança brusca na sua rotina, até porque você não ganhou peso da noite para o dia, foi um processo gradual e para emagrecermos a metodologia deve ser a mesma, para que o organismo se acostume com esse processo e faça a mudança de forma consistente.

Teremos que passar por um processo de muita prática e repetição onde faremos mudanças graduais para que essa mudança se torne um hábito em nossa vida.

Tenha em mente que não existe milagre, dieta milagrosa, mas sim muito trabalho de desenvolvermos a persistência, ter em mente a vontade de querer mudar, vamos dar um passo de cada vez, celebrar as pequenas conquistas dia após dia e depois começaremos a ver os resultados cada vez mais perceptíveis em nosso processo de mudança.

Quando pensamos em fazer uma mudança alimentar temos que associar essa mudança a uma mudança de comportamento, de hábitos. Não podemos associar em nosso cérebro uma mudança de alimentação como proibição de consumo de comida pois essa atitude gera frustração e causa ansiedade..temos que entender que passaremos por um processo de ressignificação do nosso relacionamento com a nossa alimentação.

Aliar nesse processo a prática de atividade física é fundamental pois aumentaremos o gasto calórico trazendo resultados a médio-longo prazo.

Na hora de escolher qual atividade física praticar, se você tem uma vida sedentária, escolha atividades que gostaria de fazer com prazer, pois se escolher qualquer coisa e não tiver engajamento, pode ter certeza que não fará parte da sua rotina.

Ao praticar pequenas mudanças diárias a vitória vai ficando mais próxima e os méritos dessa mudança serão somente seu. A cada dia que você vence, é um degrau que sobe para atingir a sua conquista.

Como já contei, comecei a me preocupar em buscar uma forma de alimentação saudável depois que minha mãe passou pelo Câncer...aos poucos fui pesquisando médicos nas redes sociais e na internet que falavam sobre o assunto, comecei a implementar no meu dia a dia a alimentação estilo *lowcarb*, onde você reduz a quantidade de carboidratos em suas refeições e consome mais proteínas, verduras e legumes de baixo teor calórico.

A mudança começou a acontecer aos poucos, fui percebendo que era gostoso comer através desta combinação de alimentos e quis buscar mais informações sobre esse novo estilo de alimentação.

Comecei a diminuir o peso na balança e isso me deixou cada dia mais motivada...então a minha busca pelo assunto começou a ficar mais intensa e cheguei no livro do Doutor Barakat - *Ressignificando sua Vida*.

Esse livro me ajudou e muito no processo. Um dia estava conversando com uma amiga minha e ela relatou que estava passando por problemas com a pressão (estava alta) e que precisava fazer alguma coisa para mudar isso. Outra amiga nossa ouviu a conversa e veio comentar que tinha mudado a sua rotina de vida com um programa de reeducação alimentar chamado **Whole30**. Ela contou para a gente sobre os pilares do programa, mostrou suas fotos de Antes e Depois e ficamos empolgadas.

Minha amiga com o problema de pressão alta resolveu fazer o programa e disse para ela: então faz, eu quero ver o que vai acontecer com você e se você gostar depois eu faço.

Enquanto essa minha amiga estava fazendo o programa, comecei a ler o livro que explica o programa da Whole30: *The Whole 30 - The 30-Day Guide to Total Health and Food Freedom - Melissa Hartwig and Dallas Hartwig* (e comecei a perceber e entender que tudo que pesquisava sobre mudança de estilo de vida, sobre busca de alimentação saudável convergia para o mesmo assunto central: mudança de hábitos alimentares, retirar da sua alimentação alimentos inflamatórios e que descascar mais alimentos e desembrulhar menos pacotes e produtos industrializados é a receita para o estilo de vida com uma alimentação saudável) e comecei a entender e ter consciência que não se tratava apenas de perder peso e sim de uma mudança na alimentação, praticar um novo estilo de vida e então, a perda de peso seria uma consequência de todo esse processo.

Como diz Doutor Barakat: *"**Quanto maior a durabilidade do produto industrializado menor será a validade de sua saúde"**.*

Quero que você pare por alguns minutos e reflita sobre isso!

Minha amiga terminou o ciclo do programa da Whole30 e me disse que depois de passar por esse processo quando media sua pressão ela estava controlada, não teve mais pico de pressão alta e que ainda tinha eliminado 7 quilos.

Era nítido olhar para ela e ver que a mudança também tinha dado certo. Então resolvi que tinha chegado a minha hora e que estava disposta a fazer o Programa.

Foi aí que dei início ao primeiro ciclo do Programa Whole 30, em Outubro 2018...foram 30 dias onde fiquei em contato com a luta diária da vontade de comer e controlar o cérebro para entender um novo estilo de vida...eliminei da minha vida nesse período o consumo de leite, queijos e todo e qualquer tipo de grãos e farináceos...minha vida se resumiu a comer frutas, verduras, carnes e ovos.

Difícil? Sim...nas primeiras semanas é onde lutamos contra a nossa vontade de comer todos os industrializados do planeta e sentimos as reações no nosso corpo por ele estar passando por um processo de desintoxicação...mas posso garantir para vocês que vale muito a pena.

Toda mudança, principalmente a mudança alimentar, pode incomodar no início. Lembre-se disso toda vez que pensar em desistir e resista!

(Grifa esse parágrafo e coloque essa frase no seu quadro de desejos)

Passados os 30 dias do primeiro ciclo percebi muita mudança em mim...primeiro na balança pois eliminei 5,5 kgs e isso dá ânimo para você continuar a caminhada; depois no meu estilo de alimentação pois descobri que automaticamente comecei a fazer escolhas de comidas mais saudáveis para minha rotina diária mesmo não estando mais no período oficial do ciclo de 30 dias; abandonei o refrigerante; não sentia mais vontade de comer pão (que era o que realmente me matava no começo do primeiro ciclo); meu corpo desinchou; as roupas começaram a ficar largas...e então percebi o potencial que tinha em minhas mãos e que realmente era possível; e que você não sofre a partir do momento que entende que não passa fome e que sua sensação de bem estar (não sentir o estômago pesado) quando se alimenta de maneira saudável é recompensante.

Após esse período a minha atividade na rede social aumentou, comecei a postar sobre esse processo e as pessoas começaram a perceber a mudança...aos poucos meus amigos começaram a enviar mensagens dizendo que percebiam a mudança, que eu realmente estava de parabéns por fazer isso por mim...então percebi que eu poderia ser um instrumento para mostrar para as pessoas e para mim mesma que é possível fazer a virada de chave, mesmo quando não acreditamos nisso inicialmente!

Aos poucos as mensagens começaram a aumentar e despertar o interesse nas pessoas em querer saber o que eu estava fazendo para conseguir fazer toda essa mudança.

Foi quando eu tive a idéia de começar a postar sobre o Programa Whole30 e convidar as pessoas para participarem comigo. Decidi esperar as festas de final de ano acontecerem para começar um novo ciclo.

Então em Janeiro de 2019 comecei meu segundo ciclo de Whole30 com mais um grupo de amigas fazendo junto comigo.

Passei as orientações básicas para elas e todas começamos juntas. Percebi que a cada ciclo que você faz você vai aprimorando o seu conhecimento, conhecendo novas pessoas que fizeram e vamos trocando informações, receitas, produtos permitidos.

Mas também percebi que ao mesmo tempo que você se coloca a disposição para ajudar as outras pessoas, nem todo mundo está na mesma página que você...algumas amigas durante o programa desistiram; outras colocavam produtos que não eram permitidos e não queriam recomeçar a contagem; algumas se pesaram durante o Ciclo...e outras realmente fizeram o programa por completo.

O ponto fundamental que quero enfatizar aqui é que para você implementar uma nova rotina em sua vida, seu cérebro vai precisar de um período de dias repetitivos para absorver essa quantidade nova de informação que você está imputando nele para criar um novo hábito.

Por isso que muitas pessoas, inclusive eu no passado, não conseguia fazer a mudança de chave, pois eu via muita dificuldade em manter uma constância em qualquer tentativa que fazia para mudar minha forma de alimentação, colocava empecilho em tudo, via dificuldade onde não tinha...

Com o Programa Whole30, entendi que você não pode pensar que irá fazer uma dieta, pois o livro explica sobre todo o processo que você vai passar, as possíveis sensações que você pode ter durante esse período e que a perda de peso é apenas uma consequência do processo e não o ponto principal dele.

Esse processo envolve mudança de atitude, onde o ponto principal é entendermos e assimilarmos o que é comida de verdade e dizer não aos nossos velhos hábitos alimentares.

E vou dizer uma coisa para você minha leitora e meu leitor querido que está lendo esse parágrafo agora: **A partir do momento que você entende isso e absorve realmente essa informação é que a mudança de chave acontece.** (grifa aqui, grifa aqui!!!)

Aí você pode me perguntar mas como?

E eu te conto: quando você passa a entender que vai mudar a sua forma de pensar a relação com a comida, que tem outras formas de buscar prazer além de comer (sim, a comida vai deixar de ser a primeira da sua lista) e vê que seu corpo responde aos estímulos nesse sentido...você volta a acreditar que é possível sim!

Hoje, após fazer alguns ciclos de Whole30, percebo que mesmo não estando oficialmente fazendo o Programa, quando faço a minha alimentação, escolho os alimentos que são permitidos no Programa...você percebe que a escolha é automática, que realmente implementou esse novo estilo de vida. E a fórmula continua dando certo...

Então quero deixar registrado aqui (e use a caneta grifa texto mais fluorescente que tiver para ressaltar essa parte do livro):

Não existe fórmula mágica...e sim a somatória desses quatro pilares básicos:

Foco + determinação + mudança de atitude + persistência

Os criadores do Programa Whole 30 relatam sobre a importância do processo de ressignificação da relação com os alimentos:

"O Programa Whole 30 não é uma dieta - nós comemos tanto quanto for necessário para manter a força, energia e um peso saudável. Nós prezamos por uma alimentação balanceada, então comemos plantas e carnes. Nós ingerimos o carboidrato que precisamos de frutas e vegetais, bem como gordura saudável do abacate, do coco e do azeite de oliva que são excelente fonte de

energia.

Comer desta forma nos permite manter um metabolismo saudável e mantém balanceado o nosso sistema imunológico. Isso é bom para nossa composição corporal, níveis de energia, qualidade do sono, humor, níveis de atenção e qualidade de vida. Isso ajuda a eliminar a dependência do açúcar e reestabelecer um relacionamento saudável com a comida. Isso também funciona para minimizar o risco dos problemas de saúde relacionados ao estilo de vida como por exemplo diabetes, problemas no coração e doenças autoimunes".

Livro: It Starts with Food - Dallas Hartwig & Melissa Hartwig.

Vou deixar aqui as referências dos livros que recomendo para você se quiser se aprofundar no assunto sobre alimentação saudável (a caneta grifa texto está aí do seu lado?)

1. The Whole30/ Whole 30 - 30 dias para mudar

Melissa Hartwig and Dallas Hartwig

2. It starts with food / Tudo começa com a comida

Melissa Hartwig and Dallas Hartwig

3. Ressignificando sua Vida - Alimentação Saudável

Dr. Mohamad Barakat

4. Food Freedom Forever

Melissa Hartwig

Atualmente pela minha rede social faço grupos de Mentoria de Alimentação Saudável, com bases nas diretrizes do Programa Whole30, com o objetivo de ajudar as pessoas a ressignificarem sua relação com a sua forma de alimentação.

E como tenho prazer em ver que ao final de um grupo de apoio, algumas pessoas realmente conseguiram fazer o processo de mudança em suas vidas.

Capítulo 8
Atividade Física

Foi através da atividade física que eu tive que encarar uma situação de muito sofrimento que passei na vida e nesse momento também conhecer o poder de renascimento que existe em mim e entender que a vida nos traz lições que somos capazes de superá-las. Não tem como não atrelar todo esse processo de mudança de vida se não colocarmos junto com ele a parte mental e espiritual.

Para ativar a minha luz, precisei passar pelo meu lado sombra...enfrentar um passado que ainda doía dentro do meu coração; dar o passo para implementar a atividade física e descobrir uma que eu me apaixonasse faria com que eu encarasse que não suportava a atividade física até então pois eu não me amava...tinha que encarar essa verdade, e doía, e muito...me deixei levar por anos dando prioridade apenas para a minha vida profissional e deixei de lado tantas outras coisas, pois não queria, ou tinha medo de encarar de frente o cenário e ter a oportunidade de mudá-lo.

Durante toda a minha vida nunca tive um bom relacionamento com a atividade física... nunca gostei muito da aulas de educação física na escola...era uma parte da minha vida que não dava importância...aliás, nenhuma importância. Você pode até estar se perguntando...mas você nunca praticou uma atividade física que você gostasse? Sim, joguei volleyball quando era adolescente, fiz aulas de natação, hidroginástica, aulas de step, mas nenhuma dessas atividades me despertava uma paixão.

Ver as pessoas viciadas em academia, não deixar de fazer a atividade física por nada em sua rotina diária, para depois pensar em outras atividades do dia a dia para mim, no passado, não tinha o menor sentido.

Quando comecei o processo de Health Coach, em uma das conversas que eu tive com a minha Coach lembro como se fosse hoje quando disse para ela: "Mudar a alimentação para mim vai ser um processo bem tranquilo, o meu problema é o exercício físico."

E ela me explicou que iríamos implementar a atividade física em um dado momento pois era de extrema importância combinar esses dois pontos para termos algum tipo de resultado.

Então o período de resistência começou...minha coach pediu que eu começasse a fazer algum tipo de atividade física, comecei com a caminhada, poucas vezes na semana, depois aumentei para mais dias, mas não era suficiente. Precisávamos fazer algo com maior intensidade..e que me fizesse sentir prazer...não conseguia pensar em nenhuma atividade física que fosse capaz de me fazer sentir prazer..minha coach passou alguns treinos de musculação, aplicativos de treinos de atividade intensa em um tempo menor para ver se eu me animava mas não dava certo, nada engrenava...então me questionou em uma de nossas sessões e pediu para que eu elencasse três opções de atividade física que eu me interessava mais...escolhi o volleyball, a natação e a dança...conforme conversamos contei para ela que o volleyball não ia ser possível por conta de um problema no joelho que tive no passado, a natação era legal, porém a academia que tem piscina não era perto da minha casa...portanto sobrou a dança.

Então ela me perguntou exatamente dessa forma: O que você acha de Zumba? Instantaneamente a minha resposta para ela foi: eu não sei se gosto de Funk...Então ela me explicou que aqui nos EUA as aulas de Zumba tinham mais um ritmo com músicas Latinas...e eu respondi...então piorou...Mas na verdade não é por que eu não gostava de música latina, eu acredito que era por que até aquele momento eu não estava disposta a me entregar de corpo e alma para uma tentativa de atividade física...essa é a verdade.

Na verdade foi aqui que encarei o meu maior dilema: A Zumba! Esse nome para mim era um tabu, um assunto proibido pois ia mexer em uma história do passado que não queria lembrar...então para mim falar e encarar essa atividade física era ter que lidar com um monstro do passado (lembra da situação da traição que contei em outro capítulo? Então, a pessoa envolvida era relacionada a Zumba e para mim falar disso era como abrir uma ferida enorme do meu passado), pois tinha um bloqueio quando ouvia o nome da Zumba.

E aqui vou retomar a história de José que contei para você anteriormente.

Será que José imaginou que um dia estaria em uma prisão, ou que algum dia desejou estar em um lugar desse? No lugar mais improvável da sua juventude, de maneira injusta, sendo o que o levou para a prisão não foi nada que ele cometeu, ele apenas fugiu de uma situação complicada.

E José, quanto mais era espremido, quanto mais ele era julgado, provado, mas ele exalava a vida que havia dentro dele.

Então o que posso compartilhar aqui nessa reflexão com você é que o lugar independe, a circunstância independe, o que precisamos analisar é a circunstância que vivemos no nosso interior. Pois José mesmo no cárcere manifestava a fragrância de Deus, ele não murmurava, ele não encolheu...ele poderia ter ficado em um canto, abatido, desanimado, entregue a própria sorte, contando os dias para sair daquele lugar, que era tão improvável para ele, mas ele não o fez. Ali ele estava para manifestar o poder de Deus. Ele não sabia quanto tempo ficaria ali, o quanto teria que permanecer naquele lugar.

Quando entramos em luta, ou enfrentamos uma dificuldade, nosso desespero é tão grande que queremos sair dali rapidamente. Mas se Deus permitiu que você chegasse no lugar da luta, ele não te abandonou, ele não te deixou, e ele continua com o controle da situação. Deus está nesse lugar com você e por onde for Ele estará com você. Ele é grandioso e poderoso para fazer na sua vida como ele fez na vida de José, e está fazendo na minha.

A situação de adversidade se torna uma aliada para que o seu milagre seja muito maior do que você pensou. Ela é mais um degrau para você subir, se apoiar, então não murmure, não reclame. José floresceu em um lugar difícil.

O meu convite é para você florescer onde estiver, agora! Não espera a condição perfeita para florescer, pois isso é prorrogar as bênçãos de Deus na sua vida!

Florescer em um lugar bonito é agradável, é muito bom...mas florescer diante da dificuldade é engrandecedor, pois se Deus te colocou ali Ele tem um propósito para isso, então frutifique, a vida que tem em você . Acredite verdadeiramente nisso.

O poder de Deus independe de lugar.

Continuando...

Minha coach então me convidou para ir assistir uma aula de Zumba na academia que ela praticava atividade física e prometi que ia...enrolei ela quase um mês dizendo que ia na aula e nunca dava...sempre tinha uma desculpa para não ir.

Como ela percebeu que eu não tomava a iniciativa um dia ela me enviou uma mensagem assim:

"Carol, essa foto é de um Antes e Depois de uma das instrutoras de Zumba lá da academia, a Faby...estou te mandando para você ver que é possível..."

E agora eu vou contar para vocês que a MÁGICA aconteceu aqui: essa foto foi a responsável por acionar o gatilho da minha mudança de vida relacionada a atividade física!

Quando vi a foto a primeira pergunta que veio na minha cabeça foi: mas foi só Zumba? Mandei uma mensagem para a Faby e contei parte da minha estória e perguntei para ela se foi apenas a Zumba que proporcionou essa mudança na vida dela e ela me respondeu e me convidou para ir em uma aula.

Dia 06 de setembro de 2018, onde tudo começou...Decidi ir assistir uma aula de Zumba da Faby.

Assim que entrei na sala de aula ela se apresentou, eu me identifiquei dizendo que tínhamos trocado mensagem e ela lembrou...expliquei que não sabia se tinha muita coordenação motora para colocar os movimentos de braço e perna sincronizados mas que eu ia tentar...ela explicou que o importante não era pensar nisso agora e apenas participar da aula...fiz a aula e amei...a playlist, a integração das alunas e a "vibe" da Faby. Ao final da aula pedi para tirarmos uma foto juntas e ela disse para guardar essa foto assim poderíamos acompanhar juntas o processo do meu antes e depois. E então ela finalizou o nosso primeiro encontro dizendo assim: *"Carol, o que eu quero que você saiba é que se eu fui capaz de mudar a minha vida, você também consegue, deixa eu te ajudar...apenas vem na aula."*

Faby, confesso que foi aí que você me ganhou!!!!! Saí da aula dela e fiz minha matrícula na academia. A partir de então comecei a freqüentar as aulas.

Aos poucos fui conhecendo as outras instrutoras e instrutores da academia e me interessando cada vez mais pelos ritmos e pela dança. No começo realmente você fica um pouco perdida para fazer a coreografia, mas você vê que isso não tem importância, o importante é você se divertir no momento que está ali praticando a atividade física.

E então fui percebendo que a Zumba é uma atividade física que integra as pessoas...fui ganhando novas amizades, e percebendo que não é apenas uma atividade física que só mulher pratica, pelo contrário, homens também fazem, pessoas com algum tipo de deficiência física praticam Zumba também, crianças, adolescentes, idosos.

Aos poucos fui melhorando a coordenação motora, sentindo a batida do ritmo dentro do meu coração em cada música da playlist do meu time de instrutores..e fui me apaixonando cada vez mais...

A maioria das pessoas praticantes da Zumba estão sempre com um sorriso no rosto, a energia quando dançamos é transformadora...

Vou contar um segredo para vocês: se vocês algum dia esbarrarem comigo ou qualquer um dos meus instrutores na rua, você verá pessoas tranquilas, centradas...mas a partir do momento que entramos dentro da sala de aula e a porta é fechada para a aula começar...a gente se transforma...surge uma energia de explosão dentro de cada um de nós que faz com que as aulas sejam animadas e muito divertidas.

Fui ganhando mais confiança e senti que descobri na atividade física a fonte de prazer que eu não imaginava ser possível existir e que tanto minha Coach me falou que era capaz de construir e retirar a comida do primeiro lugar da lista da fonte de prazer.

Depois de um tempo já fazendo aulas de Zumba regularmente, a Faby começou a me perguntar se eu não gostaria de me inscrever para o treinamento e tirar a certificação para dar aulas de Zumba. Em um primeiro momento pensei que não ia ser capaz de fazer isso, que gostava de dançar, mas que não era para tanto. Passava o tempo e ela continuou insistindo, até o dia que me mandou um email dizendo que havia recebido um código de desconto para convidar alguém que ela conhecia para fazer o treinamento de instrutor de Zumba e ela estava me mandando. Depois disso resolvi fazer a inscrição.

O dia da minha certificação foi especial. Depois desse dia, muita coisa aconteceu no universo Zumba...passei a divulgar nas minhas redes sociais toda essa trajetória de mudança para um estilo de vida mais saudável, conheci muita gente através da rede social com o mesmo objetivo em comum, comecei a promover algumas aulas de Zumba beneficentes, fiz uma tatuagem com o logotipo da Zumba para marcar essa transição tão importante e fundamental na minha vida e participei da minha primeira Convenção Mundial da Zumba, a ZINCON.

Todo ano a Zumba promove um evento chamado ZINCON que é a Convenção anual da Zumba para instrutores do mundo todo. E a melhor coincidência foi a Convenção começar no dia do meu aniversário. Então comemorei meu aniversário fazendo o que mais amo.

O mais legal da ZINCON é que me senti como se estivesse no Carnaval no Brasil (para quem não é brasileiro, o Carnaval é um feriado importante no Brasil onde temos 4 dias de pura festa). Foram 4 dias onde fiz treinamentos de ritmos variados, com diferentes instrutores de Zumba, tirei uma certificação para dar aula de Zumba para crianças a Zumba Kids, estive junto com as minhas amigas, encontrei amigos que até então eram apenas virtuais e me diverti muito.

Quero encerrar esse Capítulo do livro dizendo para a Faby que serei eternamente grata por todo o apoio e encorajamento que ela me deu; ela me fez sair da minha zona de conforto; ela foi capaz de junto comigo, transformar um sentimento de raiva que existia dentro de mim quando ouvia a palavra Zumba em o mais puro amor...e nesse momento entendi o real significado do perdão.

Achei interessante analisar o perdão por esse ângulo - Livro Por trás do Espelho; Ed. Saphi:

"Esquecer o que passou é um tanto quanto difícil, mas não é impossível RESSIGNIFICAR. Dar um novo significado a fatos que nos marcaram negativamente produzindo rancor e mágoa é possível por meio do perdão que é uma virtude de caráter de todo aquele que busca com zelo o fruto do espírito."

Capítulo 9

E então chegou a Pandemia

Publiquei a primeira edição do livro Juntos Somos Mais Fortes no começo de 2019...até então a Pandemia ainda não tinha acontecido.

E de lá para hoje, tanta coisa aconteceu, tanta coisa mudou, tanta coisa me fez reavaliar conceitos, atitudes minhas e das pessoas ao meu redor, rever relacionamentos, atividades, rotinas, coisas boas e ruins acontecendo ao mesmo tempo, uma avalanche de sentimentos e o medo do desconhecido tomando conta da nossa rotina do dia a dia.

Acredito que na sua vida não foi diferente...na verdade, que não esteja sendo diferente...

Começo a Pandemia compartilhando algo bom que aconteceu na parte da atividade física na minha vida...por conta de tudo parar, a Zumba permitiu que os instrutores pudessem oferecer aulas on-line e por conta disso tive a oportunidade de conhecer pessoas ao redor do Mundo pois para que eu pudesse continuar praticando atividade física ofereci gratuitamente minhas aulas de Zumba e aos poucos conheci pessoas do mundo inteiro que vinham participar das minhas aulas, fiz amizades com instrutores de Zumba no Brasil, aqui nos EUA e hoje tenho amigos virtuais espalhados por todo o Globo e trocamos mensagens sempre. Por um outro lado também nesse mesmo pilar, a atividade física, pude perceber como o "ego" das pessoas foram mostrados com essa Pandemia e que eu me doava demais para pessoas que considerava importante para mim e vi que era somente da minha parte esse sentimento...e por esse motivo, resolvi me afastar pois entendi que ali um ciclo estava sendo encerrado e que tirei meus aprendizados...mas acredito que os grandes aprendizados muitas vezes acontecem assim e acabam sendo mais edificantes, sou grata por isso!

Até então estava levando todos os acontecimentos de uma maneira onde tentava pensar positivamente a maior parte do tempo e ia vivendo dia a dia uma coisa por vez.

Até acontecer o meu primeiro "baque pesado e real" da Pandemia: a passagem da minha cachorrinha a Maya. E aqui posso dizer que o processo foi muito dolorido e difícil para mim, mesmo com o apoio da família e de amigos, precisei aprender a vivenciar o luto, a dor da ausência dela, o acostumar com um novo dia a dia sem aquele serzinho de luz que me ensinou por muitos anos o verdadeiro sentido do amor incondicional...e aqui aconteceu o meu primeiro contato com a experiência com Deus de forma transcendental...

Para amenizar essa dor que sentia, eu praticava o desenho e a pintura de Mandalas. Quando estava vivendo o processo de luto da Maya, senti em meu coração uma necessidade enorme de desenhar uma Mandala para trabalhar o perdão.

Nesse dia estava sozinha em casa e peguei um papel e um lápis e fui desenhar. Durante esse processo de criação dessa Mandala senti um cheiro forte de flor ao meu redor e então ouvi a voz do Espirito Santo falar comigo assim: *"Filha, chegou a hora de você cumprir o seu propósito de vida e eu vou te usar de instrumento para isso..."* a voz desapareceu e quando me dei conta estava parada, segurando o lápis na mão com metade de uma Mandala desenhada e entendi que através desse processo iria transformar a vida de pessoas que tivesse seu coração tocado por essa energia.

E depois desse contato surgiu a idéia de eu criar o pilar da Arte-terapia no Juntos Somos Mais Fortes através do projeto Meditando com as Mandalas.

Esse projeto busca trabalhar temas de meditação para trabalharmos o nosso padrão vibracional através do processo de pintura de Mandalas, que é considerada uma forma de meditação ativa.

E então criei o livro Meditando com as Mandalas - Série Sentimentos onde ofereço a imagem de Mandalas com temas de sentimentos a serem trabalhados em um processo de meditação ativa com a pintura.

Depois desse primeiro baque na Pandemia, em Janeiro de 2021 veio o segundo grande baque: eu e meu marido pegamos o Covid.

Eu, durante a quarentena, praticamente tive sintomas leves, mas meu marido teve pneumonia viral, onde a oxigenação baixou e precisou ser hospitalizado e a partir daí entrei em um processo profundo de encontro com Deus.

Meu marido passou 8 dias no hospital, e eu tive que enfrentar a barra de estar com o vírus, e ficar bem o suficiente para dar forças para ele se recuperar. Pude visitar ele no hospital todos os dias em que esteve internado e isso para mim foi uma grande luta pois quem me conhece sabe o "pavor" que eu tinha de hospitais.

Mas durante esse período eu pude conhecer um pouco do sobrenatural de Deus.

Poucas pessoas próximas ficaram sabendo que estávamos com o Covid e algumas entravam em contato para saber como nós estávamos e do que precisávamos de ajuda naquele momento. E o que eu pedia era: "Não estamos precisando de nada fisicamente, meu marido está no hospital sendo cuidado e eu estou me sentindo relativamente bem, mas o que nós precisamos é de oração".

Nesse período eu intensifiquei minhas conversas de pé de ouvido com Deus...e foi a partir dessa situação que aprendi o que é literalmente dobrar meu joelho para orar...alguns dias orava chorando, alguns dias entregava meu sofrimento nas mãos dele e dizia que eu não dava mais conta de querer controlar toda essa situação e que entregava minha vida nas mãos Dele...aos poucos foram aparecendo pessoas dizendo que estavam orando pela gente, nossos nomes estavam em grupos de orações espalhados no Brasil, aqui nos EUA, pessoas que eu sequer conhecia foram levantadas por Ele para nos ajudar durante essa fase...

E então a cada dia que ia para o hospital, muitas vezes não me sentindo muito bem eu sentia e provava do poder sobrenatural de Deus pois eu pedia nas minhas orações para Ele que Ele enviasse seus anjos das maiores asas para amparar as minhas costas e para me dar forças para entrar naquele hospital e ficar bem para dar forças para o meu marido.

E assim Ele fez, todos os dias, todos os minutos que me eram permitidos ficar dentro do quarto com o meu marido, fortalecendo o nosso relacionamento e o nosso amor, e ao mesmo tempo Deus me amparando para que eu me sentisse melhor fisicamente e me desse forças para lutar contra o pavor que sentia de ir para um hospital.

Ali pude ver o quanto a equipe médica estava fazendo o seu melhor para lidar com o cenário desse vírus e pedia para Deus abençoar cada médico, cada enfermeiro, cada paciente e suas famílias que estavam passando por essa situação ali e em todo o Mundo.

E graças a Deus sobrevivemos...

Depois da minha quarentena fiquei com uma sequela de muito cansaço e falta de fôlego, o que me fez praticamente parar com a atividade física, o que me trouxe um cenário onde tive que aprender a lidar com o sentimento de frustração e fiquei mais ansiosa...o peso na balança começou a subir e vi que estava perdendo o ritmo do estilo de vida mais saudável que tanto lutei para construir e fui buscar ajuda na terapia para retomar esse processo.

E estou aqui, aos poucos novamente, praticando a consistência na rotina do meu dia a dia, cuidando da minha alimentação, estabelecendo uma rotina de atividade física, buscando aprofundar meu relacionamento com Deus e exercendo a minha fé e praticando a arte-terapia como uma maneira de praticar uma meditação.

Capítulo 10

O encontro com Deus

Depois desse período de contato mais intenso com Deus, senti em meu coração a necessidade de me aprofundar no conhecimento da Bíblia e da palavra de Deus e decidi entregar minha vida nas mãos Dele.

E desde então Ele tem conduzido minha vida com maestria, tenho desfrutado da energia de sua presença através das minhas orações, dos louvores que escuto, do estudo bíblico que tenho feito e sei que esse caminhar junto Dele está apenas no início.

E quis compartilhar isso aqui com você para mostrar o quão poderoso e importante é esse contato, pois o que Ele tem feito na minha vida, ele também quer fazer na sua.

Te convido para experimentar esse sobrenatural de Deus através das minhas publicações nas redes sociais.

Capitulo 11

Futuro

Aqui vamos falar, após receber toda essa quantidade de informação e colocá-la em prática, quais os planos para o futuro...

Então aproveito e pergunto isso para você:

Quais são seus planos para o futuro agora?

Vou te contar sobre os meus planos para o futuro...

Após aprender sobre a importância de estabelecer o contato com você mesma (o), através da busca pelo amor próprio; descobrir uma atividade física que posso praticar diariamente com prazer, tirando do pódio o prazer pela comida; e estabelecendo um bom relacionamento com a forma de alimentação saudável, eu quero continuar essa caminhada diariamente, para conseguir manter os resultados que alcancei e entendo como satisfatórios na minha relação de peso com a balança, quero continuar estudando as melhores combinações e formas de me alimentar de uma maneira saudável.

E o mais importante, quero servir de instrumento para poder ajudar cada vez mais e mais pessoas a ver que é possível fazer uma mudança para um estilo de vida saudável através de uma forma sem sofrimento, que vai trazer excelentes resultados no seu estilo de vida, na sua saúde e na sua relação com a comida.

Para isso criei um site onde coloco todas as informações relacionadas ao Juntos Somos Mais Fortes, divulgo receitas saudáveis, dicas de atividade física e as aulas de Zumba, o trabalho do Meditando com as Mandalas para que eu possa te ajudar a ter coerência na vida com dose de autocuidado e amor e a prática da Fé, através dos pilares que chamo carinhosamente de 3 A's: alimentação saudável + atividade física + arte terapia.

Quer ficar por dentro de tudo que acontece nessa Jornada?

Então acesse: https://www.somosmaisfortes.com

Capitulo 12
Agradecimentos

É muito importante praticarmos o sentimento de gratidão...A idéia de escrever esse livro surgiu exatamente através deste sentimento...pois minha intenção é retribuir todo o amor e carinho que recebi e recebo durante a minha trajetória de redescobrimento e contato comigo mesma. Deus trouxe muitos anjos na minha vida para me ajudar a passar por esse processo e só quero dizer para essas pessoas: *MUITO OBRIGADA*! Serei eternamente grata a vocês estarem comigo nessa jornada.

A primeira pessoa que quero agradecer é a minha primeira terapeuta **Paula Cristine**, que cuidou de mim com tanto zelo, amor e carinho na fase da minha vida que mais precisei de cuidados. E atualmente para minha terapeuta nutricional **Liv Gitahy Kiss** que me auxiliou recentemente a colocar o trem no trilho novamente para que ele possa seguir para as próximas estações.

O meu agradecimento especial para a **Lagoinha Orlando Church, através da vida de cada pastor que tenho contato, ao seminário teológico Carisma,** que aos poucos estão me conduzindo em meu caminho Espiritual nessa vida de uma forma tão sutil, bonita e transformadora.

Aos dois anjos que Deus mandou na minha vida para o meu despertar e que tem o mesmo nome: **Fabiola**, essas duas mulheres inicialmente acreditaram mais em mim do que eu mesma e aos poucos me mostraram que eu era capaz e me ajudaram a fazer desabrochar e fazer vir à tona o melhor de mim...serei eternamente grata a vocês que deram o início junto comigo a esse processo transformador na minha vida.

Aos meus **amigos e amigas que a Zumba me trouxe**, sejam físicos ou virtuais, muito obrigada pelo carinho.

Ao **Instituto de Psiquitria da USP** que me proporcionou a especialização tão importante na minha trajetória para aprofundar meus conhecimentos na psicologia através da arte-terapia com Mandalas, em especial minha professora **Adriana Splendore**.

E para você **meu leitor, minha leitora**, queridos e queridas que ficaram interessados em saber sobre um pedaço da minha história, espero que esse livro tenha sido útil para provocar a reflexão em vocês de alguma forma, meu muito obrigada,

Por que Juntos Somos Mais Fortes!

Um beijo,

Carol

BIBLIOGRAFIA E REFERÊNCIAS

Aqui vou deixar relacionado os livros e sites que usei como fonte de pesquisa para que eu pudesse desenvolver esse trabalho.

Referências Bibliográficas

BARAKAT, Mohamad.*Ressignificando sua vida:alimentação.* 1ed - São Paulo:Pandor- ga, 2018

HARTWIG, Dallas; HARTWIG, Melissa. *It Starts with Food - Victory Belt Publishing Inc* - Las Vegas, 2018

HARTWIG, Dallas; HARTWIG, Melissa. *30 dias para mudar: Whole30* - Rio de Janeiro: Sextante, 2016

HARTWIG, Melissa. *Food Freedom Forever* - New York City: HMH Books, 2016

YOUTUBE vídeos utilizados para estudo:

- Lagoinha Orlando Church - Preguiça - Renata Xavier

Link: https://youtu.be/kzs1H_sJZmM

- Lagoinha Orlando Church - Lugares Improváveis - Marcelo Galhardo

Link: https://youtu.be/nOZkVvBkjis

Site Juntos Somos Mais Fortes

https://www.somosmaisfortes.com